更年期保健100问

王　刚　梁开如 ◎ 主编

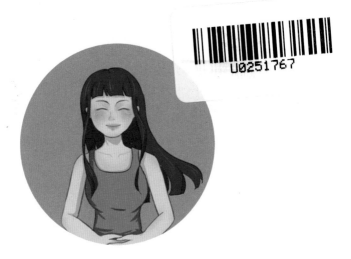

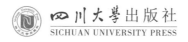

四川大学出版社
SICHUAN UNIVERSITY PRESS

图书在版编目（CIP）数据

更年期保健 100 问 / 王刚，梁开如主编．— 成都：四川大学出版社，2022.12
（优雅更年）
ISBN 978-7-5690-5869-7

Ⅰ．①更… Ⅱ．①王… ②梁… Ⅲ．①女性－更年期－保健－问题解答 Ⅳ．① R711.75-44

中国版本图书馆 CIP 数据核字（2022）第 246022 号

书　　名：更年期保健 100 问
　　　　　Gengnianqi Baojian 100 Wen
主　　编：王　刚　梁开如
丛 书 名：优雅更年

选题策划：许　奕
责任编辑：许　奕
责任校对：张　澄
装帧设计：墨创文化
责任印制：王　炜

出版发行：四川大学出版社有限责任公司
　　　　　地址：成都市一环路南一段 24 号（610065）
　　　　　电话：（028）85408311（发行部）、85400276（总编室）
　　　　　电子邮箱：scupress@vip.163.com
　　　　　网址：https://press.scu.edu.cn
印前制作：成都墨之创文化传播有限公司
印刷装订：四川五洲彩印有限责任公司

成品尺寸：146 mm×210 mm
印　　张：7.5
字　　数：135 千字

版　　次：2022 年 12 月 第 1 版
印　　次：2022 年 12 月 第 1 次印刷
定　　价：56.00 元

本社图书如有印装质量问题，请联系发行部调换

四川大学出版社
微信公众号

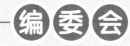

编委会

罗　静　四川省妇幼保健院

彭　敏　四川省妇幼保健院

覃太洲　成都市妇女儿童中心医院

覃正文　四川省自贡市妇幼保健院

唐　英　凉山州妇幼保健计划生育服务中心

王国瀚　四川省妇幼保健院

王洪萍　四川省妇幼保健院

王晓丽　四川省妇幼保健院

王艳君　攀枝花学院附属医院

伍　玲　四川省妇幼保健院

杨　霄　成都市妇女儿童中心医院

杨　旭　成都市第五人民医院

杨敬红　绵阳市妇幼保健院

杨盛玲　会理市妇幼保健计划生育服务中心

杨盛琼　宜宾市妇幼保健院

殷红蕾　德阳市旌阳区妇幼保健计划生育服务中心

张　慧　四川省妇幼保健院

张　颖　四川省人民医院健康管理中心晓康之家分部

张海燕　四川省妇幼保健院

张海瑛　四川省妇幼保健院

张琳琳　四川省妇幼保健院

赵宇倩　四川省肿瘤医院

主编简介

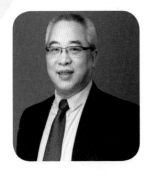

王刚 2000年6月毕业于华西医科大学（现四川大学），获医学博士学位，同年进入中山（医科）大学临床医学博士后流动站。现任四川省妇幼保健院党委副书记、院长，国家临床重点专科（妇产科）、孕产期保健特色专科、更年期保健特色专科负责人，四川省"天府峨眉计划"创新领军人才，四川省卫生健康委员会学术技术带头人、技能名师，医学重点学科（妇产科）负责人及四川省妇幼保健院医学领军人才、妇产科首席专家；中国及亚太地区微创妇科肿瘤协会（CA-AMIGO）副主席，国家卫生健康委员会内镜与微创医学全国医师定期考核专家委员会常务委员，中国医师协会微无创医学专业分会常务委员兼妇科肿瘤专业委员会副主任委员，中国医师协会妇产科医师分会常务委员，中国优生科学协会肿瘤生殖学分会副主任委员，四川省医学会妇产科专委会副主任委员，《中国计划生育和妇产科》执行副主编，《中国实用妇科与产科杂志》《中国微创外科杂志》《现代妇产科进展》常务编委，《实用妇产科杂志》《妇产与遗传杂志（电子版）》编委。

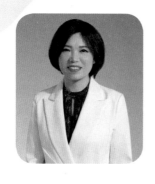

梁开如 1992 年 6 月毕业于华西医科大学（现四川大学），获医学学士学位，2010 年获四川大学华西医学中心硕士学位。现任四川省妇幼保健院妇女保健科主任，国家更年期保健特色专科学科带头人，国家更年期保健特色专科评审专家，国家妇幼中心"两癌"检查专家组成员，四川省妇幼保健机构评审及盆底功能障碍防治项目专家库成员，四川省老龄健康发展中心专家库专家，四川省精神（心理）卫生省级专家库科普教育组专家；中国妇幼保健协会妇女保健专科能力建设专业委员会副主任委员、更年期多学科协作学组组长、妇女保健专科能力提升系统工程专家、盆底康复专业委员会副主任委员、妇儿健康临床标准与规范委员会常务委员、妇女心理保健专业委员会委员，妇幼健康研究会更年期保健专业委员会常务委员、中医药适宜技术推广研究专业委员会常务委员，四川省预防医学会妇女保健专科能力建设专业委员会主任委员、阴道镜和宫颈病理协会副主任委员，四川省妇幼保健协会更年期保健专业委员会主任委员及"妇幼健康看中国"推进活动专家委员会委员。

序

　　自然界的植物会经历萌芽、开花、结果的阶段，我们每个人也会从稚嫩走向成熟，从成熟走向衰老，经历不同的时期。更年期是女性从中年过渡到老年的一个特殊生理阶段，在整个生命过程中起着承前启后的重要作用。大部分女性在此阶段可能出现一系列更年期相关的躯体及精神心理症状，包括月经紊乱、潮热出汗、心悸、骨关节疼痛、外阴阴道干涩、性欲减退、性交疼痛、尿失禁、排尿困难、焦虑、抑郁、失眠等。女性更年期是高血压、高脂血症、糖尿病、冠心病、骨质疏松等慢性病的易发时期，也是宫颈癌、乳腺癌等恶性肿瘤的高发时期。

　　在全球老龄化的背景下，我国人口老龄化的速度不断加快。《"十四五"国民健康规划》《中国妇女发展纲要（2021—2030年）》均强调了女性全生命周期保健的重要性，在更年期这一"窗口期"采取高效及时的预防保健措施，是保障健康老年的基石。世界更年期医学会将每年的10月18日定为"世界更年期关怀日"，以期使人们共同重视中老年女性健康，开展更年期保健促进活动。

但是，仍有很多更年期女性和她们的家人不了解更年期的生理心理变化，不了解良好的更年期保健措施可以有效缓解更年期症状，减少和延缓慢性病的发生；不知道健康的生活方式是女性平稳度过更年期的重要保证，不知道良好的家庭社会支持有利于更年期女性心身健康和家庭和谐。面对更年期综合征，还有部分更年期女性认为"熬一熬"就过去了，或者反复就诊于不同医院、不同科室，没有得到及时的更年期针对性干预治疗而痛苦不堪。更年期相关症状不仅影响更年期女性个人的工作和生活，还给家庭和社会带来一定负担。因此，开展更年期健康宣教，让更年期女性及其家人了解更年期的生理变化、心理特点、常见症状及保健措施，有助于更年期女性提高自我保健意识和能力，采取自觉的健康行为，减少影响健康的危险因素，预防疾病的发生发展，提高生活质量。

本书主编王刚教授从事妇产科临床工作多年，是四川省妇幼保健院国家级更年期保健特色专科负责人，主编梁开如是四川省妇幼保健院国家级更年期保健特色专科学术带头人，参与本书撰写的专家均为更年期保健领域相关专业医务人员，具有丰富的更年期保健实践工作经验。本书将更年期保健相关内容以 100 个问题的形式展现，由浅入深，既科学严谨，又通俗易懂，实用性强。相信本书不仅可以帮助女性提高更年期保健素养，也可以作为医务人员的更年期保健教育资料。

郑睿敏

2022 年 10 月

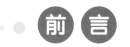

前 言

　　人口老龄化是我国当前的重要国情，《“健康中国 2030”规划纲要》及党的二十大报告均明确指出，我国将持续实施积极应对人口老龄化的国家战略。女性为人类文明、社会进步、家庭和谐做出了一生的奉献，然而其人生 1/3 时间以上更年期的健康问题却时常被自己、被家人、被子女、被社会所忽略，更年期的短期影响及远期危害不仅对自身的健康生活极其不利，也制约着家庭和社会的健康发展。随着人口老龄化的加速，更年期女性的健康问题已经成为严重影响女性全生命周期和全人类整体健康水平的重大公共卫生问题。近年来，国家相继开展了两批更年期保健特色专科建设单位评选，以评促建，推进各地更年期领域的专科建设工作，培育更年期保健相关领域的人才队伍，使得我国的更年期保健专科建设在全国呈现遍地开花的繁荣景象。

　　提升更年期女性健康素养是开展更年期规范健康管理工作的良好基础。开展更年期健康知识的普及工作是更年期健康管理的前提和首要任务。为贯彻健康中国行动，更好地应对老龄化问题，将关口前移，推进更年期女性健康工作，四川省妇幼保健院组织专家针对广大百姓及医务人员广泛关注、存在误区的更年期保健诸多问题进行反复商讨，整合众多专家的智慧编写了《更年期保健100问》，直击百姓关注的更年期保健热点和困惑，用通俗易懂、喜闻乐见的形式，科学严谨但又深入浅出地向广大百姓及医务人员科普更年期相关知识，以期更好地促进更年期保健质量和疾病防治能力提升。

本书作者均为更年期保健领域颇有建树的专家学者。她们瞄准更年期女性及从事更年期保健和健康管理者所关注的问题，在反复推敲的基础上，用通俗易懂的文字为广大读者答疑解惑并提供简单易行的指导，实属难得。

衷心感谢中国疾病预防控制中心妇幼保健中心郑睿敏研究员团队在撰写工作中的专业指导，感谢四川省预防医学会妇女保健专科能力专委会专家的大力支持，感谢成都市新都区东湖中学陈晓兰老师为本书做文字校正。

更年期保健领域知识庞杂，涉及多个学科、多个专业，加之科学研究的成果不断推陈出新，本书作者虽力求全而新、精而准，但难免有遗漏和欠妥之处，恳请读者不吝赐教，及时指出，以便我们再版时修订完善。如有意见或建议，请发送至邮箱 2692103173@qq.com。

2022 年 11 月

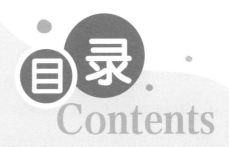

目录
Contents

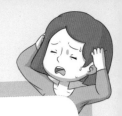

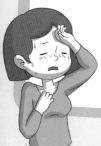

01 什么是更年期？

女性一生分为 7 个不同的生理阶段。①胎儿期：从受精卵形成至胎儿娩出前。②新生儿期：出生后 4 周内。③儿童期：从出生 4 周到 12 岁。④青春期：儿童到成人的转变期，是生殖器官、内分泌系统、体格逐渐发育至成熟的阶段，月经初潮是青春期的重要标志。世界卫生组织（WHO）规定青春期为 10~19 岁。⑤性成熟期：又称生育期，一般自 18 岁左右开始，历时约 30 年。⑥绝经过渡期：从开始出现绝经趋势直至最后一次月经的时期，可始于 40 岁，时间为 3~5 年。此期卵巢功能逐渐衰退，卵泡自然耗竭。月经永久性停止，称为绝经。⑦绝经后期：绝经后的生命时期。

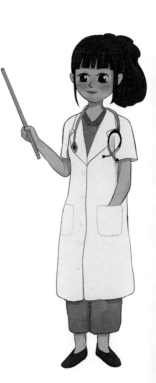

更年期是通俗说法，指女性绝经及其前后的一段时间，是从生殖期过渡到老年期的一个特殊生理阶段，一般将40~60岁定为女性更年期，我国妇女通常在45~55岁进入更年期。

世界卫生组织曾认为"更年期"不能准确表达绝经的特征，建议停用"更年期"，故1994年以后我国妇产科教科书上把"更年期"称为"围绝经期"。但后来世界卫生组织国际委员会开会时仍投票赞同保留"更年期"及"更年期综合征"这两个名词。在医学上，与"更年期"相对应的名词是"围绝经期"或"绝经过渡期"。

更年期是每位女性必然要经历的一段时间，而更年期综合征则是一种严重影响女性心身健康和生活质量的疾病，需要就医。

（张丹）

什么是更年期综合征？

在绝经前后的一段时间内，由于卵巢功能减退，雌激素、孕激素水平下降，妇女会出现以植物神经功能紊乱为主，伴有器官功能减退、神经心理症状的症候群，称为更年期综合征（围绝经期综合征），包括血管舒缩症状、阴道和泌尿系统问题、睡眠障碍、情绪波动、认知功能变化及腹部脂肪增加等，多发生于 45~55 岁，与遗传、环境、营养、生活方式等因素相关。中国女性最常见的更年期症状依次是乏力、骨关节肌肉痛、易激惹、睡眠障碍及潮热出汗。除此之外，更年期还常见头晕、头痛、眼干、耳鸣、咽部不适、皮肤过敏、胸闷心悸、腹胀、皮肤蚁行感、晨起手指僵硬肿胀等症状。情绪障碍则包括多疑、焦虑、低落、抑郁，甚至可能因此而自杀。

一般绝经前 4~5 年，中年女性即会出现潮热出汗、睡眠障碍、月经紊乱、情绪变化及全身肌肉关节痛等症状；绝经后开始出现萎缩症状，如皮肤皱褶、泌尿生殖道萎缩及黏膜萎缩；而在 65 岁之后，则逐渐出现骨质疏松、心脑血管疾病以及老年痴呆，并影响生活质量。

更年期综合征出现时间不一样，有人在绝经过渡期症状已开始出现，持续到绝经后两三年，少数人可持续到绝经后 5~10 年。严重程度因人而异，《中华妇产科学》对改良 Kupperman 评分进行绝经相关症状严重情况分类：评分 ≤ 6 分为正常，6 分 < 评分 ≤ 15 分为轻度，15 分 < 评分 ≤ 30 分为中度，评分 > 30 分为重度，总分越高，绝经相关症状越严重。

（张丹）

03 更年期女性身体会发生哪些改变？

更年期是女性一生中生理变化最为显著的时期，卵巢功能从减退到衰竭，内源性雌激素在血中的水平大幅度下降，卵巢和肾上腺分泌的雄激素下降，从而引发一系列身体改变。

（1）泌尿生殖道萎缩：外阴失去大部分胶原和脂肪而萎缩，阴毛脱落，变为灰白色，外阴皮肤干燥，阴道口缩窄，阴道缩短、变窄，皱褶减少，弹性降低，易出现性交疼痛或不适，

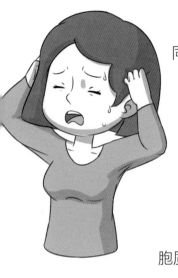

同时雌二醇减少抑制阴道黏膜角化，细胞内糖原减少，抑制乳酸产生，使阴道自净作用减弱，抵抗力降低而易发生感染。宫颈开始萎缩，表面苍白，同时子宫腺体和肌层萎缩，子宫体积缩小，内膜变薄。随着年龄增长，卵巢产生卵子能力减弱，同时卵母细胞质量下降，形成胚胎后非整倍体和其他染色体异常风险增加。更年期女性月经不规则，此时可出现不规律排卵，仍有意外受孕的可能，如妊娠，易发生病理性妊娠（如葡萄胎等），严重危害更年期女性的身心健康，在绝经过渡期采取适宜的避孕措施（如安全套避孕）是必要的。尿道和膀胱的黏膜变薄、抵抗力下降，可反复发生萎缩性尿道炎、膀胱炎，表现为尿频、尿急、尿痛，甚至耻骨上区疼痛等症状，还可能出现各种类型尿失禁及其他盆底功能障碍。

（2）身体成分变化：雌激素、雄激素水平下降可引起内分泌紊乱，导致代谢综合征的发生。中华医学会糖尿病学分会提出了符合中国人代谢特点的诊断标准：①体质指数（BMI）≥ 25kg/m^2；②甘油三酯（TG）≥ 1.7mmol/L；③女性高密度脂蛋白（HDL）<1.0mmol/L；④收缩压

≥140mmHg 和（或）舒张压≥90mmHg；⑤空腹血糖（FPG）≥6.1mmol/L 和（或）已诊断为糖尿病的患者。符合以上 5 项标准中的 3 项即可诊断为代谢综合征。更年期女性活动水平下降，基础代谢降低，能量消耗减少，导致机体肌肉质量丢失、力量减弱和脂肪增加，这也是身体全面退化的主要特征。在围绝经期，脂肪量和体脂率平均每年增加 1.7% 和 1.0%，并且大约从绝经前 2 年开始，体脂增速翻倍，这个速度持续到绝经后 2 年，约 50% 的绝经妇女处于肥胖状态。同时，围绝经期女性脂肪分布呈中心型改变，表现为躯干脂肪及内脏脂肪增加，四肢脂肪减少。内脏脂肪增加与胰岛素抵抗、2 型糖尿病和代谢综合征等密切相关，同时增加心血管疾病风险。

（3）肌少症：更年期女性的机体成分变化还会导致一种以肌肉质量、肌肉力量以及肌肉功能下降为主要特征的中老年人高发病——肌少症。肌少症不仅会导致老年人跌倒、致残、丧失劳动力以及活动能力和认知水平下降等一系列健康问题，也是冠心病、高血压、骨质疏松等的危险因素。通过营养干预，摄入足量优质蛋白质、镁、硒、钙和维生素 D 等可有效预防和治疗。

（4）骨质疏松：骨质疏松多发生在绝经后 5~10 年，

65 岁以上女性约有 51.6% 患有骨质疏松，人工绝经比自然绝经的骨丢失更迅速。伴随着骨质快速流失，更年期女性会经常感到腰背痛、关节痛、肌肉痛等。骨关节疼痛常在晨起明显，可出现全身性关节疼痛，以膝关节疼痛多见。大量骨质丢失，跌倒或受伤时极易引起椎骨压缩性骨折及股骨、手臂等处骨折，而且愈合十分缓慢。骨质疏松症状严重者脊椎变形，出现身体变矮或驼背的情况。

（梁蓉）

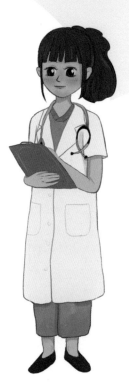

04 哪些人更容易有更年期综合征症状？

更年期综合征的发生和严重程度与社会、地理环境、种族、伦理观念、教育、绝经状态、绝经方式、健康状况、心理、情绪、性格等多种因素有密切关系。西方白人妇女绝经期症状普遍且严重，其发生率可高达80%以上，一般表现出潮热出汗等典型症状。我国女性更年期症状的发生率高达60%~70%，主要表现为骨与关节疼痛、记忆力衰退和易疲劳等。此外，抑郁、烦躁、失眠、易怒等神经精神症状的发生率较西方妇女高。

总体来说，文化程度较高的脑力劳动妇女更易患本病；初潮年龄早，月经周期短、不规律或有痛经者，症状发生率高，而周围环境安定、家庭和睦者则发生率低；未处于工作状态的妇女绝经期症状发生率高；刚退休者（55~60岁）的表现会有所增强；丧偶或离异者更易出现较严重的绝经期症状；伴侣的健康状况和绝经期妇女的自身健康状况也是两大影响因素；此外，心理素质差可能会促进更年期综合征的发生，研究提示其发病率是心理状况良好者的2.223倍。

（张丹）

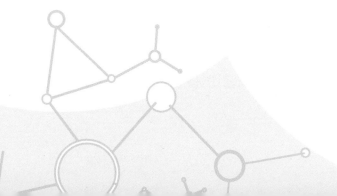

05 怎样才能平稳度过更年期？

　　我国绝经女性人口众多，根据 2020 年人口普查数据，绝经人口数已达 2.2 亿，每年约有 1000 万女性进入更年期，预计在 2030 年，绝经人口数将达 2.8 亿。国家统计局数据显示中国女性平均寿命为 79.43 岁，而绝经年龄并没有显著变化，女性一生中 30%~40% 的时间将在绝经后度过。那么，怎样才能平稳度过更年期呢？

　　首先，要保持良好的心理状态，坦然接受、直面更年期的到来。更年期女性正值人生中年，可能要承受来自工作、家庭、社会的多重压力，怎样才能保持积极健康的心态呢？每位女性面对身体或生活的变化时，要尽可能调整自我，学会接纳、面对，然后分析问题、解决问题，从而建立良好的精神防御机制。同时，注意劳逸结合，培养广泛的兴趣爱好，比如读书、唱歌、欣赏音乐、养花植树、书法、绘画等，以怡人情志，调和气血。此外，鼓励女性多与朋友交流，积极参加社会活动，努力学习新的东西，调整心态，达到心理上新的平衡。

其次，在没有到更年期之前就提前做好知识储备，知晓什么是更年期，可能会面临哪些问题等，这样更年期来临时也不会特别紧张。在现代社会，可以通过多种渠道如互联网、电视、书籍等学习更年期保健知识，通过学习掌握更年期自我健康管理方法。健康科学的生活方式至关重要。更年期女性应尽可能早睡早起、合理膳食、坚持运动，适量运动可以释放压力、改善情绪。提倡少油、少盐、控糖、限酒，清淡饮食，主食适量。

最后，应积极、主动向更年期专科医生求助，尽早检查，规范管理。更年期来临之前，女性身体会发出信号，比如月经紊乱、潮热出汗、全身肌肉关节酸痛、失眠、情绪低落等。更年期女性可通过学习全面了解自身身体和心理变化，及早预防和识别更年期综合征，尽早就医。但大多数传统、坚强的中国女性认为更年期症状不需要治疗，忍一忍就过去了，更不愿意面对心理疾病。殊不知，更年期是许多老年疾病如冠心病、高血压、糖尿病、认知障碍等的"萌芽期"，如不正确处理，会给老年期健康埋下"定时炸弹"。

目前很多医院有更年期专科门诊，专科医生除了给予更年期女性专业的健康教育、饮食运动指导、心理干预，还会进行更年期症状严重程度的 Kupperman 评分，常见疾病如宫颈癌、乳腺癌、骨质疏松等的筛查，必要时进行激素治疗。当然，治疗前需要全面评估患者身体状况、适应证，并排除禁忌证。

总之，更年期女性需不断认识自我、调整自我、丰富自我，科学规律地生活，养成运动习惯，以及寻求必要的专科医生指导，才能平稳地度过更年期，从而为老年期打下扎实的健康基础。

（张丹）

06 男性有更年期吗？

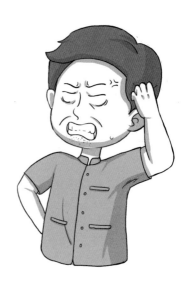

答案是肯定的，男性也存在更年期。这一概念最初出现于 19 世纪初的英国，受到医学界关注。

男性更年期是指男性由中年期过渡到老年期（一般指 40~70 岁）的一个特定的年龄阶段。男性更年期综合征因机体代谢和性腺功能生理性衰退，引起以精神神经症状、植物神经功能紊乱和性功能障碍为主要临床表现的一组症候群，可对多器官系统造成不良影响，并降低生活质量。其表现与女性更年期综合征相似，最常见的是性欲和勃起功能减退，以及情绪、精力和体力改变，如容易疲倦、易怒、烦躁、抑郁、四肢肌力下降、体毛稀疏减少、皮肤退化变薄、骨质疏松等。

男性更年期症状的发生与体内雄激素及雄激素受体的减

少有关，其他一些因素如糖尿病、心血管疾病、肥胖等慢性病和吸烟、酗酒等不良生活方式，可能通过直接或间接作用来影响雄激素或者通过其他机制产生更年期症状。

男性更年期同样需要多学科综合管理，包括激素治疗。当然了，家庭和睦，家人、朋友特别是夫妻间的关注和关爱，无论是对男性还是女性，都是平稳度过更年期的重要支持。

（张丹）

07 为什么我还没有到40岁卵巢功能就不好了？

卵巢是女性的生殖器官，不仅具有生殖功能，还具有内分泌功能，对全身多系统功能的支持起重要作用。随着年龄增加，女性卵巢会逐渐衰老，卵巢衰老伴随着女性的生育力及生育质量下降，女性35岁之后卵巢功能可出现明显下降。从生育力下降到生育力丧失的过程，是卵巢功能下降到衰竭的过程，也是逐渐发展为绝经的过程，按中国城市女性自然绝经年龄为48.72岁计算，这个过程将历时十余年。然而，有部分女性卵巢功能下降的时间明显提前，或者卵巢功能衰竭的年龄提前到了40岁以前，导致生育力降低或丧失，提前出现绝经相关症状，并增加患骨质疏松及心血管疾病的风险。

为什么部分女性会在40岁以前就出现卵巢功能衰退呢？目前研究显示原因是多方面的。

（1）遗传因素：遗传因素是重要致病因素，包括染色体异常和基因突变。

（2）免疫因素：自身免疫异常可导致早发性卵巢功能不全，常见的自身免疫性卵巢损伤相关疾病包括自身免疫性肾上腺疾病、自身免疫性甲状腺疾病等。

（3）感染因素：腮腺炎病毒、水痘 - 带状疱疹病毒、HIV、巨细胞病毒、单纯疱疹病毒、结核分歧杆菌等感染可能与早发性卵巢功能不全的发生具有相关性。

（4）医源性因素：卵巢手术、放疗、化疗都可能引起卵巢损伤而导致卵巢功能减退。另外，吸烟、环境毒物、不良生活方式、营养不良等也可能与早发性卵巢功能不全相关。

虽然某些导致卵巢功能过早减退的因素是不可避免的，但是保持良好的生活方式和心理状态，合理膳食，尽可能远离有害物质是女性朋友们可以努力做到的。

（罗刘衡）

08 什么是卵巢早衰?

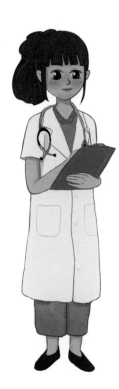

卵巢早衰是卵巢过早、完全衰竭,指女性40岁之前出现闭经,伴有卵泡刺激素(FSH)水平升高(FSH>40U/L)、雌激素水平降低等内分泌异常及绝经症状。研究显示,中国城市女性自然绝经年龄为48.72岁,而卵巢早衰患者虽然年龄不到40岁,但卵巢的年龄和绝经女性相似,所以会提前经历绝经带来的一系列生理病理变化。

随着医学的不断进步,对卵巢早衰的认识也不断深入。卵巢功能衰竭的临床表现多样、病因复杂且可呈逐渐加重的趋势,这个过程包括卵巢功能衰退的隐匿期、生化异常期和临床异常期三个阶段,而卵巢早衰是这个过程的终末阶段。为了更好地体现疾病的渐进性,美国生殖医学学会、欧洲人类生殖与胚胎学会、国际绝经协会先后提出了"原发性卵巢功能不全""早发性卵巢功能不全"的概念。中华医学会妇产科学分会绝经学组将早发性卵巢不全定义为：女性在 40 岁之前卵巢活动衰退的临床综合征，以月经紊乱（如停经或月经稀发）伴有高促性腺激素和低雌激素为特征。诊断标准：停经或月经稀发 4 个月，连续两次间隔 >4 周，FSH>25U/L。

所以，早发性卵巢功能不全、卵巢早衰是卵巢衰退的不同阶段，临床表现具有多样性，常见的表现为停经或月经稀发，还可出现潮热汗出、阴道干涩、性交不适、情绪改变等症状，这些症状与卵巢功能衰退带来的雌激素缺乏相关。

（罗刘衡）

09 卵巢早衰有哪些危害？

卵巢早衰可表现出一系列症状，与普通绝经女性相比，由于卵巢早衰女性雌激素水平下降更早出现，所以近 / 远期危害风险更高、发生更早、影响更严重及长远。主要存在以下严重危害：

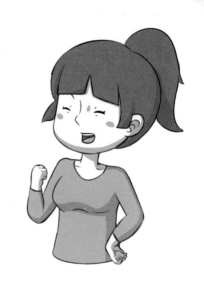

（1）雌激素水平下降导致骨量减少，骨质疏松及骨折风险较同龄人更高。

（2）卵巢功能提前衰竭和内源性雌激素不足，有早期发生冠心病的风险，心脑血管疾病风险也较普通人群增加，因心血管疾病而死亡的风险也较健康女性增加。

（3）卵巢早衰女性的记忆、认知功能会急剧下降，患痴呆和帕金森病的风险增加。

（4）早发而持续的低雌激素可导致外阴阴道更早萎缩，严重影响女性生殖健康和性生活质量。

（5）卵巢早衰女性的心血管疾病、代谢问题等严重危害健康状况，影响患者生命质量，并对患者预期寿命造成威胁。

（陈慧）

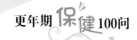

10 卵巢早衰能治吗？还能生育吗？

　　半数以上的卵巢早衰病因不明，目前尚无有效的方法恢复卵巢功能。虽然卵巢早衰无法根治，但通过积极有效的治疗可改善卵巢功能衰竭的相关症状，预防远期并发症。与正常绝经女性相比，卵巢早衰女性激素补充治疗获益更多，风险更小。只要卵巢早衰女性无禁忌证，就可给予激素补充治疗至普通女性自然绝经的平均年龄，并能取得良好疗效。

　　卵巢早衰是早发性卵巢功能不全的终末阶段，妊娠往往存在困难，但通常在早发性卵巢功能不全的早期，约 5% 的患者有可能自然妊娠，但大多数希望妊娠的女性需进行辅助生殖治疗，辅助生殖治疗可能需要增加药物的用量、调整治疗方案，在一定程度上可改善治疗结局，但疗效不确切。在激素补充治疗的基础上进行赠卵体外受精 – 胚胎移植（IVF–ET）是早发性卵巢功能不全的适应证，妊娠成功率与常规 IVF–ET 相似。

当走到卵巢早衰阶段时，临床处理已经比较棘手，积极寻找及预防病因，提前做好生育力保护，对患者的生育计划尤为重要。

（陈慧）

11 更年期女性为啥会变胖？

女性步入中年，身体代谢变得缓慢，身体机能逐渐下降，健康问题逐渐显现。更年期女性不仅需要面对更年期综合征的困扰，还需要面对肥胖的挑战。引起更年期女性变胖的原因有以下几点：

（1）生理因素。

女性步入中年，身体各器官功能开始衰退，加之雌激素分泌减少，自身的新陈代谢水平也会受到非常大的影响，能量消耗降低，容易造成脂肪堆积，臀部和腹部是最容易造成脂肪堆积的部位。有研究显示，女性腹部脂肪面积与内脏脂肪面积会随着年龄增长而增加，更年期女性常出现腹型肥胖。

（2）运动因素。

随着社会的发展，女性面临更大的压力，许多更年期女性需要兼顾工作和家庭，进行运动的时间就会相应减少，进食以后多数时间坐着或者躺着，导致摄入的能量过多，而消耗的能量减少，使女性变胖。

总有一部分人认为，人到中年变胖是非常正常的事情，没有什么值得我们注意的。但是，你知道吗？肥胖除了会使体态变得难看，还会对健康造成许多不良影响。因此，我们不能任由体态向着肥胖的方向发展，一定要通过合理膳食和运动控制体重。

（陈建）

12 更年期女性怎么吃更健康？

75% 以上的更年期女性有不同程度的更年期症状，通过调整生活方式，可在一定程度上预防或缓解更年期症状。合理营养是有效的干预措施之一。那更年期女性如何吃更健康呢？中国居民平衡膳食宝塔（2022）见图 12-1。

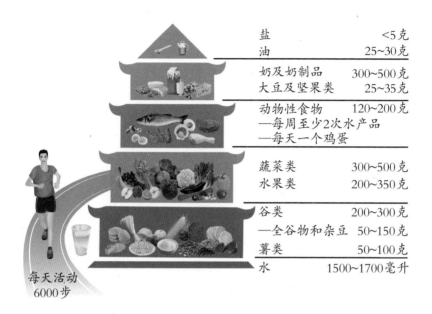

盐	<5克
油	25~30克
奶及奶制品	300~500克
大豆及坚果类	25~35克
动物性食物	120~200克
——每周至少2次水产品	
——每天一个鸡蛋	
蔬菜类	300~500克
水果类	200~350克
谷类	200~300克
——全谷物和杂豆	50~150克
薯类	50~100克
水	1500~1700毫升

每天活动
6000步

图12-1　中国居民平衡膳食宝塔（2022）

（1）少量多餐，食物多样，合理搭配。

少量多餐、定时进食，可以在三餐之外适当增加1~2餐。食物应丰富多样，营养均衡，每天保证八大类（粮谷类、鱼蛋肉类、奶类、豆类、蔬菜类、水果类、油脂类、坚果类）食物摄入。建议平均每天摄入12种以上的食物，每周25种以上。

（2）控制热量，预防肥胖。

控制饮食量，选用限能量、适量碳水化合物、低脂肪的饮食模式。每日 200~250 克（每餐 1.5~2.0 个拳头大小）主食，其中全谷类和薯类占 1/3~1/2。最好选择升糖指数低且富含膳食纤维的粗杂粮，如黑米、燕麦、荞麦、红豆、全麦面包等。

（3）少油少盐，低糖饮食。

饮食应清淡，每天食用盐摄入不超过 5 克，烹调油25~30 克，尽量选择植物油，避免过多动物性油脂和饱和脂肪酸的摄入。限制单糖（葡萄糖、蜂蜜）及双糖（蔗糖、麦芽糖）的摄入量，每天不超过 25 克。这一条对于BMI ≥ 24kg/m^2 的偏胖女性尤为重要！

（4）保证充足的蛋白质摄入。

蛋白质是人体各种组织细胞的重要成分，充足的蛋白质摄入可以维护人体的合成修复能力，预防肌少症。鱼、禽、蛋和瘦肉均富含优质蛋白质、脂溶性维生素、B 族维生素和矿物质等，建议每天摄入畜禽肉 40~75 克，每天吃一个鸡蛋（不弃蛋黄），有条件者每天摄入鱼虾贝类 40~75 克。

（5）多吃蔬菜和水果。

新鲜蔬果的水分、膳食纤维含量高，富含抗氧化物如维

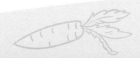

生素 C、胡萝卜素、花青素等，可以增加血管弹性，延缓衰老和疾病进展。餐餐有蔬菜，每天蔬菜摄入最好能达到 500克，其中深色蔬菜应占 1/2 以上。天天吃水果，保证每天摄入 200~350 克的新鲜水果，多选择含糖较少的苹果、草莓、橙子等水果。

（6）天天喝奶，经常吃豆制品。

奶类可以提供优质蛋白质，是钙的良好来源。每日饮奶300~500 克，乳糖不耐受的女性可考虑喝低乳糖奶或酸奶，若每天饮奶超过 500 克，则建议选择低脂或脱脂奶。大豆包括黄豆、黑豆及其制品，如豆浆、豆腐、豆腐干、腐竹等，含有丰富的蛋白质、不饱和脂肪酸、钙、钾等。

多吃奶类和大豆制品，有益于骨骼健康，有助于维护挺拔身姿。

（7）补充 B 族维生素。

更年期女性有时会出现神经精神方面的症状，如情绪波动、记忆力减退、心慌失眠。可以多吃富含 B 族维生素的食物，如粗粮、豆类、坚果、瘦肉等。

更年期女性应尽量避免酒、咖啡、浓茶、辣椒等刺激性食物。

（彭敏）

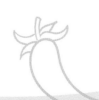

13 更年期女性减重有高招吗？

女性进入更年期后，基础代谢率降低，体力活动减少，体重增加的风险显著升高。同时，更年期雌激素缺乏会引起瘦素敏感性降低及神经肽 Y（neuropeptide Y，NPY）过量产生，从而引起更多的脂肪积累，导致更高的肥胖发生率。应当如何做，才能更有效地减重呢？

（1）适当减少热量摄入，定期轻断食。

在身体获得充足营养的前提下，适度限制热量，非断食日推荐热量摄入为 1200~1500kcal/d，碳水化合物、蛋白质及脂肪三大营养素按合适比例摄入，同时保证微量营养素摄入。断食日热量摄入推荐 300~500kcal/d。

适当断食，可以"重启"身体的部分功能，具有延缓衰老和预防各种疾病的潜力。目前比较常见的禁食方式包括隔日禁食（每 24 小时轮流禁食）以及 4+3 轻断食、5+2 轻断食或 6+1 轻断食（在连续 / 非连续日每周禁食 3 天、2 天或 1 天）。轻断食食谱参考表见表 13-1。

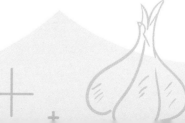

表 13-1　轻断食食谱参考表

餐次	非断食日	餐次	断食日
早餐 7:30	·主食50克（粗细搭配） ·蛋白质食物（1个蛋＋脱脂奶／豆浆250毫升） ·1片维生素	早餐 7:30	·鸡蛋1个 ·脱脂牛奶／低脂酸奶100克 ·1片维生素
加餐 10:00	·低／脱脂酸奶100克		
午餐 12:00	·主食50克（粗细搭配） ·蛋白质食物100克（瘦肉50克＋1个蛋白或豆腐100克或豆干50克） ·蔬菜250克	午餐 12:00	·水果150~200克
加餐 16:30	·水果200克		
晚餐 18:30	·主食50克（粗细搭配） ·蛋白质食物100克（瘦肉50克＋1个蛋白或豆腐100克或豆干50克） ·蔬菜250克	晚餐 18:30	·主食25克 ·水煮蔬菜200克 ·蛋白质食物50克（瘦肉50克／豆腐100克）

（2）规律进餐，细嚼慢咽。

合理安排三餐，定时定量，不漏餐。用餐前，可以先适量喝清淡汤水，再按照蔬菜、蛋白质类食物、主食的进食顺序用餐。细嚼慢咽，每一口食物尝试咀嚼20~30次，每一餐感觉7~8分饱即可。

（3）按需摄入碳水化合物，以复合碳水化合物为主。

长期低碳甚至无碳饮食，会抑制胰岛素的分泌，进而导致机体细胞对胰岛素敏感度降低，低血糖发生率、代谢风险增加。建议减重期间，每天至少保证摄入 120~130 克碳水化合物来满足日常机体的需求。可以选择未经过深加工、完整的碳水化合物，如全谷物、粗粮、杂豆和薯类等。

（4）避免高糖、高油、高盐类食物。

减重期间少吃高糖、高油、高盐类食物，如甜点、冰激凌、炸鸡、薯条、肥肉、油汤等。可以选择天然或微加工的食物，如植物的种子、果实、根茎、叶子，动物的瘦肉、蛋、奶，以及菌菇、海藻，未加糖的茶等。

（5）健康睡眠让减重更有效果。

睡眠节律紊乱、睡眠不足，容易产生疲劳，过度疲劳会诱发大脑的奖赏中心（reward center）启动，让你主动寻找快乐的信息，如再多吃一块蛋糕，导致能量摄入过剩。因此，对于肥胖人群，想更有效减重，每晚至少睡 7 个小时。

（6）合理运动。

运动可以帮助保持瘦体重，减少身体脂肪，建议超重或肥胖人群每天累计进行 60~90 分钟中等强度有氧运动，如快走、慢跑、游泳、骑自行车、跳健身操等，每周运动 5~7 天。抗阻肌肉锻炼隔天进行，每次 10~20 分钟。

（彭敏）

14 哪些运动更适合更年期女性？

运动是有效预防及改善更年期症状的方法。适宜的运动可以降低体重，改善脂质代谢，维持正常血压、血脂水平，改善人体心理状态，减少焦虑。

（1）更年期适宜的运动分类。

1）负重、高强度运动：舞蹈、高强度有氧运动、跑步（慢跑）、跳绳、爬楼梯，以及网球、篮球、排球或体操等。

禁忌证：骨质疏松、骨量低、虚弱症。

2）负重、低强度运动：中等强度的步行（跑步机/户外）、椭圆机、楼梯踏步机和低强度有氧运动。不能进行高强度运动的更年期女性可以选择这组方案。

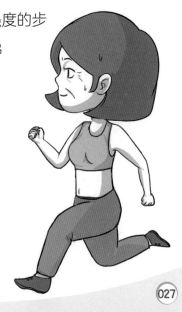

3）重量或力量训练/阻力训练：举重，使用弹力带或举重机进行训练，采用简单的功

能性动作，例如站立或负自重练习。

4）非负重、非冲击性活动：骑自行车、游泳、伸展运动和柔韧性训练。这些应作为综合训练计划的组成部分。单独的该部分训练并不能帮助增加骨量。

5）非冲击训练：涉及有助于平衡姿势的训练，如太极拳。

（2）更年期的运动处方。

1）运动计划：应包括耐力运动（有氧运动）、力量运动和平衡运动。在这些有氧运动中，负重和抗阻运动都可以有效增加绝经后女性脊柱的骨矿物质密度。

2）具体运动处方：

每周三天进行阻力和负重运动（可隔天进行）。

剩余时间可以以每小时5~6公里的速度进行快走、骑自行车、跑步机训练、园艺活动或跳舞（RPE在14~15级）、中高等强度有氧运动。

注意事项：运动前热身和运动后拉伸有助于减少运动损伤和运动后的疼痛。

（杨丽　王国瀚）

15 更年期女性运动有哪些益处和注意事项?

（1）更年期女性运动的益处。

世界卫生组织和美国运动医学会建议 64 岁以下的成人每周至少进行 150~300 分钟的适度运动或 75~150 分钟的剧烈有氧运动。每周训练 5~7 天，每天训练 30 分钟。建议成人每周至少进行 2 次肌肉力量训练。更年期女性在体育活动前后都应进行肌肉拉伸运动、脊柱灵活性运动。

1）更年期适量强度的有氧运动可以减少心血管疾病风险：根据美国心脏协会的数据，随着年龄的增长，患心血管疾病的风险增加。虽然女性患心血管疾病的概率比男性低，但依旧要尽可能保持心脏健康。方法之一是每周坚持适量的有氧运动。

要点：每周至少进行 3 次心率在 120 次 / 分钟以上的、中等强度及以上的、至少 30 分钟的有氧运动，例如快走、跑步、骑自行车或跳舞。

2）更年期力量训练可以改善肌骨质量：更年期女性由

于骨骼硬度降低，骨骼变脆弱，骨折的风险增加。更年期女性的骨骼通常比男性更脆，且由于更年期雌激素水平下降，骨质流失加速，更容易患骨质疏松。肌肉力量训练有助于加强肌肉力量和身体的平衡能力，防止跌倒，从而防止骨折。

3）更年期运动可以改善心理健康和情绪：2018年12月发表在《国际老年精神病学》杂志上的一项研究发现，许多更年期女性声称她们很孤独、焦虑。发表在《临床精神病学杂志》的研究表明，有氧运动可以增加血流量和产生内啡肽，改善焦虑和抑郁情绪。

4）高强度间歇训练可以缓解更年期症状：更年期的特点是激素水平的变化，可导致潮热、失眠和经期不规律。北美绝经协会指出，高强度间歇训练可以改善更年期症状，降低患某些癌症、心脏病和2型糖尿病的风险等。高强度间歇训练是以中等强度的心率水平进行运动，再以高等强度的心率水平进行短距离冲刺，然后重复。例如：步行5分钟，然后慢跑1分钟，再步行，重复几次。

（2）运动的注意事项与禁忌证。

1）运动注意事项：① 避免运动损伤。② 注意运动的环境和强度，避免跌倒。③ 避免需要重复的弯曲躯干动作或抗阻的弯曲躯干的运动，例如仰卧起坐或体前屈，因为在此类活动中，脊柱负荷重力的增加可能导致脊柱骨折。

2）运动禁忌证：如果在运动中出现过度疲劳，最好停止运动，改变运动方式；同时应注意不要在没有足够热量和蛋白质摄入的情况下过度运动。

常见的运动禁忌证：近期心电图不稳定、发生改变或近期心肌梗死，不受控制的心律失常，不稳定型心绞痛，Ⅲ°心脏传导阻滞，急性进行性心力衰竭等。

以下情况禁止运动训练（除非经过医生的运动评估后允许，否则不应进行运动训练）：血压升高、心肌病、瓣膜性心脏病、复杂的室性异位症、不受控制的代谢疾病。

（杨丽　王国瀚）

16 什么样的运动频率和强度适合更年期女性？

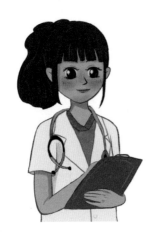

更年期的入门运动需要慢慢从身边喜欢的运动开始，例如步行、骑自行车、庭院工作、游泳、有氧运动或参加团体健身课程。培养定期训练的习惯有助于改善整体健康状况。即使是适度的身体活动，比如简单地活动身体以使心率增加，也会带来巨大的健康益处，包括更多的热量消耗。但身体活动应该循序渐进，心率增加但不会筋疲力尽。

更年期运动的心率：成人的最大心率是 220 减去年龄。将该心率乘以 50% 即是开始训练时的最低目标心率。在几周适应性运动后，使目标心率逐渐达到成人最大心率的 75%。当适应运动后，经过 6 个月或更长时间的规律性运动，更年期女性能够以最大心率的 85% 进行训练。

同时应提醒服用抗高血压药物的女性，一部分抗高血压药物，尤其是 β 受体阻滞剂，会降低最大心率，从而降低目标心率。此类女性应咨询医生以确定是否需要使用较低的目标心率。

更年期运动的强度：使用谈话测试（talk test，TT）与 Borg 自觉运动强度分级（rating of perceived exertion，RPE）进行评估。在快速步行等中等强度运动中，更年期女性应保持在可以交谈但不能唱歌（RPE 12~14 级）的程度；在高强度间歇运动中的冲刺跑等高强度运动中，更年期女性应保持在可以说简单的词组但不至于气喘吁吁（RPE 15~17 级）的程度。谈话测试见表 16-1。Borg 自觉运动强度分级见表 16-2。

表 16-1 谈话测试

运动强度	心率	RPE	谈话程度
初级	最大心率的 55%	8~11	运动时可以唱歌、交谈
中度	最大心率的 55%~70%	12~14	运动时无法唱歌，但可以简单交谈
高级	最大心率的 70%~85%	15~17	运动时一次只能说 2~3 个词语
最大限度	最大心率的 85%	18~20	无法交谈或只能说 1 个词语

表 16-2　Borg 自觉运动强度分级

RPE	主观运动感觉	对应参考心率
6	安静，不费力	静息心率
7	极其轻松	70
8		
9	很轻松	90
10	轻松	
11		110
12	有点吃力	
13		130
14		
15	吃力	150
16	非常吃力	
17		170
18		
19	极其吃力	195
20	精疲力竭	最大心率

（杨丽　王国瀚）

17 更年期女性通过哪些方式可检测骨量？

更年期女性可先通过以下自我筛查方法初步判断自己是否为骨质疏松高危人群。若是，则需到专业医疗机构行进一步诊断及治疗。提前预防及干预骨质疏松，对更年期女性身体健康及生活质量的提升有重要意义。

（1）更年期女性可采用亚洲人骨质疏松自我筛查工具（OSTA）进行筛查。

计算方法：OSTA 指数 =[体质量（kg）- 年龄（岁）]×0.2。OSTA 指数 >-1，为骨质疏松低风险；OSTA 指数在 -4~-1，为骨质疏松中风险；OSTA 指数 <-4，为骨质疏松高风险。应特别关注骨质疏松高风险者。

（2）国际骨质疏松基金会（IOF）骨质疏松风险一分钟测试题。

1）父母是否曾被诊断为骨质疏松或曾经轻摔后骨折？

2）父母中是否有一人驼背？

3）实际年龄是否超过 40 岁？

4）是否成年后因轻摔发生骨折？

5）是否经常摔倒（过去超过一次），或因身体较虚弱而担心摔倒？

6）40 岁后的身高是否减少超过 3 厘米？

7）是否体质量过轻？（BMI 小于 $19kg/m^2$）

8）是否曾服用类固醇激素（如可的松、泼尼松）连续超过 3 个月？（可的松通常用于治疗哮喘、类风湿性关节炎和某些炎性疾病）

9）是否患有类风湿性关节炎？

10）是否被诊断出甲状腺功能亢进或者甲状旁腺功能亢进、1 型糖尿病、克罗恩病或乳糜泻等？

11）女士回答：是否在 45 岁或以前就停经？

12）女士回答：除了怀孕、绝经或子宫切除，是否曾停经超过 12 个月？

13）女士回答：是否在 50 岁前切除卵巢又没有服用雌 / 孕激素补充剂？

14）男性回答：是否出现过阳痿、性欲减退或其他雄激素过低的相关症状？

15）是否经常大量饮酒？（每天饮用超过两单位的酒精，

相当于啤酒 1 斤、葡萄酒 3 两或烈性酒 1 两）

16）目前是否习惯吸烟或曾经吸烟？

17）每天运动少于 30 分钟？（包括做家务、走路和跑步等）

18）是否不能食用乳制品，又没有服用钙片？

19）是否每天从事户外活动时间少于 10 分钟，又没有服用维生素 D？

只要其中有一题回答结果为"是"，即为阳性，提示存在骨质疏松风险。

（3）双能 X 线吸收法（DXA）。

这是目前最准确的检测骨质疏松的方法，以 X 射线为基础，使用微量辐射来测量骨密度，还可进行骨折风险预测和药物疗效评价。其中腰椎、髋关节、腕部是最常检测的部位。需在专业医疗机构进行检测。

骨密度测试报告一个数字，称为 T-Score（T 值），这个数字是用你的骨密度跟一个健康的 30 岁成人的骨密度相比计算得来的。

世界卫生组织推荐的骨密度测试诊断标准见表 17-1。

表 17-1　世界卫生组织推荐的骨密度测试诊断标准

分类	T 值
正常	$T \geqslant -1.0$
低骨量	$-2.5 < T < -1.0$
骨质疏松	$T \leqslant -2.5$
严重骨质疏松	$T \leqslant -2.5 +$ 脆性骨折

注：低骨量并不等于患有骨质疏松，但骨量如果继续流失的话，则有很大可能会患骨质疏松。

（4）跌倒风险筛查和平衡功能及肌力评估。

跌倒是骨质疏松性骨折的独立危险因素，应重视对下列跌倒危险因素的评估及干预：①环境因素包括光线昏暗、路面湿滑、地面障碍物、地毯松动、卫生间未安装扶手等。②自身因素包括年龄大、肌少症、视觉异常、感觉迟钝、神经肌肉疾病、缺乏运动、平衡能力差、步态异常、既往跌倒史、维生素 D 不足、营养不良、心脏疾病、体位性低血压、抑郁、精神和认知障碍、药物（如安眠药、抗癫痫药及治疗精神疾病的药物）等。《原发性骨质疏松症社区诊疗指导原则》建议对 65 岁及以上具有跌倒风险的社区居民进行步态和平衡功能评估。

步态和平衡功能评估："起立－行走"计时测试。

测试时间延长是非椎体骨折的独立危险因素。测试方法：受试者坐在一个稳定的带有扶手的椅子上（约45厘米高），允许使用扶手或常规的步行辅助手段。受试者从椅子上站起，向前直线行走3米，转身返回并再次坐下，记录受试者从开始到返回座位所用时间（以秒为单位）（图17-1）。正式测试前，允许受试者练习1~2次，以确保受试者理解整个测试过程。如果完成测试的时间超过10~12秒，提示活动能力显著下降，需要进一步评估。

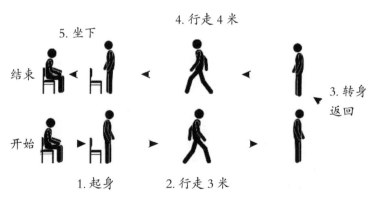

图 17-1 "起立 - 行走"计时测试

（5）骨折风险预测工具（FRAX）。

世界卫生组织推荐的 FRAX，根据患者危险因素和股骨颈密度建立模型，用于评估未来 10 年髋部及主要骨质疏松性骨折（椎体、前臂、髋部或肩部）的发生风险。根据调查者的性别、年龄、体重、身高，选择是否有既往脆性骨折史、父母髋部骨折史、吸烟史、长期糖皮质激素使用史、类风湿关节炎史、患有其他导致继发性骨质疏松的疾病和大量饮酒史 7 项独立的临床危险因素，选填股骨颈骨密度，即可得出未来 10 年髋部及主要骨质疏松骨折部位发生骨折风险的概率。FRAX 适用于有骨质疏松危险因素，未发生骨质疏松性骨折且骨量减少者。对于已诊断骨质疏松或已发生骨折的患者，不必进行此评估而应尽早开始治疗。

（覃太洲　程萌　张颖）

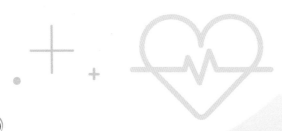

18 更年期女性通过哪些方式可检测肌肉量有无下降？

更年期女性可先通过以下自我筛查方法初步判断自己是否为肌少症高危人群。若是，则需到专业医疗机构行进一步诊断及治疗。提前预防及干预肌少症，对更年期女性身体健康及生活质量的提升有重要意义。

（1）自评问卷 SARC-F：通过自己在家中的表现就可以初步判断，得分高于 4 分就有肌少症风险。肌少症自评表见表 18-1。

表 18-1　肌少症自评表

1	S：力量	举起或搬运 4.5 千克重物是否困难？ 没有：0 分　轻微：1 分　困难：2 分
2	A：辅助行走	步行穿过房间是否困难？ 没有：0 分　轻微：1 分　困难：2 分
3	R：起身	从椅子或床起身是否困难？ 没有：0 分　轻微：1 分　困难：2 分
4	C：爬楼梯	爬 10 级台阶是否困难？ 没有：0 分　轻微：1 分　困难：2 分
5	F：摔倒	1 年内摔倒情况： 没有：0 分　1~3 次：1 分　≥ 4 次：2 分

（2）指环实验（小腿围测量）：用自己双手的食指和拇指环绕围住非优势小腿最粗的部位，如果测量到的小腿围刚好合适或比指环的粗细小，就有可能患肌少症。

（3）临床诊断肌少症的步骤（更年期女性在专业医生的指导下评估）：

1）先行步速测试（以正常速度走6米的距离），若步速 ≤ 1m/s，则进一步评估手部握力。

2）若静息情况下，优势手握力正常（女性握力 > 18千克），则排除肌少症，否则需进一步测评肌量。

3）肌量测定首选双能X线吸收法（DXA），也可根据实际情况选择MRI、CT或生物电阻抗分析仪（BIA）测量。AWGS 2019推荐使用双能X线吸收法或生物电阻抗分析仪测量肌肉质量。对肌少症的四肢骨骼肌（BMI）的诊断界值：DXA测定女性BMI<5.4 kg/㎡，或BIA测定女性BMI<5.7 kg/㎡为异常，考虑存在肌少症的可能。

（覃太洲　杨丽）

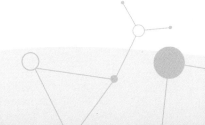

19 什么是肌少症？

肌少症（sarcopenia）是一种近年来备受关注的老年综合征，由 Irwin Rosenberg 在 1989 年提出，泛指随着年龄的增长，出现肌量减少和肌力下降等改变。肌少症的特点是骨骼肌量减少，肌肉内脂肪堆积，导致肌肉力量减弱和肌肉功能下降，进而导致躯体残疾、生活质量降低，甚至死亡等。

肌肉减少是指肌量的绝对或相对减少。任何病因引起的肌量减少或分布异常均可导致肌力下降和骨折风险增加。肌少症是跌倒的独立危险因素，也是生命后期失能的重要预测指标。更年期女性是骨质疏松和肌少症的高发人群，这两种疾病又相互影响。因此应关注治疗肌少症对防治骨质疏松及其严重后果的作用。

我国正转向老龄社会，老龄化已经成为新的社会特征。因此深入研究并防治肌少症对于提高老年人生活质量及减少社会医疗负担有重要意义。

（覃太洲　杨丽）

20 如何做好健骨操?

北京体育科学研究所的运动医学专家特地制作了一套健骨操,这是一项适合各个阶段人群(无心脑血管疾病)的健身运动。它为锻炼全身各个骨关节和脊椎而设计,每天做2~3次对身体有非常大的好处,已随国家卫健委启动的骨质疏松防治计划向全国普及。如何正确练习健骨操呢?

首先调息:吸气,双臂从身体两侧向上,呼气,自然下摆,重复四次深而缓慢的呼吸。调息后,进入正式动作。

第一节:生根发芽。锻炼骨骼关节稳定支撑能力,提升肩关节、髋关节、膝关节、踝关节的排列协调能力

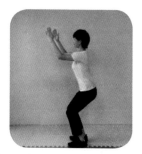
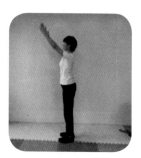

①腿并拢,脚尖朝前,吸气,呼气,屈双膝下蹲,双臂从身体前侧上举过头顶

②吸气,起身还原

图 20-1 第一节:生根发芽

注意事项:下蹲时臀部向后,像坐在椅子上,尾闾内收,大腿收紧,膝关节并拢不要超过脚尖,重复四遍。

第二节：培土固根。锻炼骨骼关节行走支撑能力，提升身体屈伸功能。

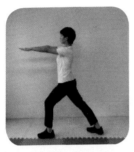
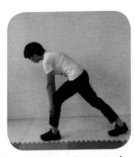

①左脚向正前弓步迈出，双臂前平举，右膝可弯曲以保持平衡

②从髋部折叠，上身前屈，双手轻触左脚两侧地面

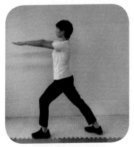
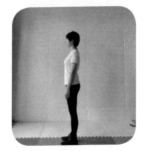

③上身回正

④左脚回撤，手臂落回

图 20-2　第二节：培土固根

注意事项：上身前倾和回正的过程中需始终保持髋部和两膝稳定。

第三节：沐浴阳光。锻炼骨骼关节侧向移动稳定能力，提升身体侧屈摆动能力。

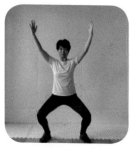

①左腿向左迈一大步，屈双膝，双臂从身体两侧斜向上举起

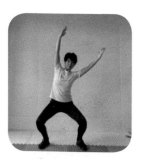

②身体左倾

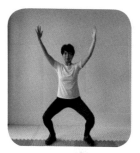

③身体回正

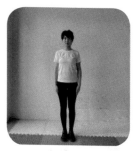

④收左脚，落手臂

图 20-3　第三节：沐浴阳光

注意事项：下蹲时，屈膝方向应指向脚尖；身体侧倾时，需保持髋部稳定，重心始终在两脚之间。

第四节：向上生长。锻炼骨骼关节后方移动支撑能力，提升脊柱后伸和大腿后侧肌群的力量。

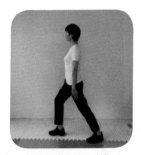
①左腿向后撤呈弓步，双臂前平举

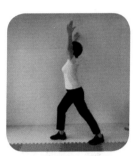
②双臂上举外展，抬头，胸部打开

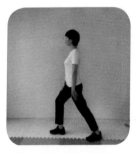
③手臂回落体前

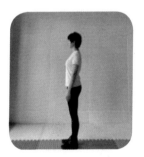
④收左腿

图 20-4　第四节：向上生长

注意事项：展臂挺胸时切忌塌腰。

第五节：回转壮体。锻炼骨骼关节斜向移动稳定能力，提升身体旋转稳定功能。

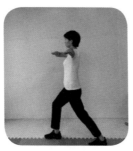

①左脚向左前方迈步，双臂前平举

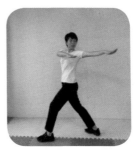

②髋部不动，上身和手臂向左旋转

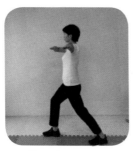

③上身转回

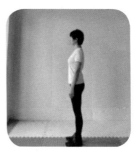

④收腿落手

图 20-5　第五节：回转壮体

注意事项：迈腿斜前弓步时屈膝方向指向脚尖，躯干旋转时应由腰部发力。

第六节：枝繁叶茂。锻炼单腿支撑稳定能力，提高神经、上肢、下肢的稳定协调能力。

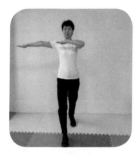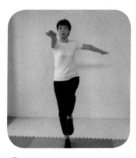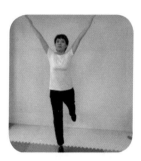

①左腿后撤呈弓步，双臂右平举

②重心前移，抬左腿，双臂落体侧后，左臂侧平举，右臂前平举

③左腿伸直后展，双臂从体前侧上举外展，抬头挺胸

图 20-6　第六节：枝繁叶茂

注意事项：整个过程需保持身体平衡和心态平和。整套动作结束后，再次调息。

腹式呼吸：呼气，收小腹，肚脐轻柔地拉向脊柱；吸气，小腹鼓起，3~6 次。

完全式呼吸：呼气，小腹内收，吸气，小腹鼓起，胸腔打开，上背部外展；呼气，胸腔回落，小腹内收，肋骨下端拉向脊柱。

（张琳琳　王国瀚）

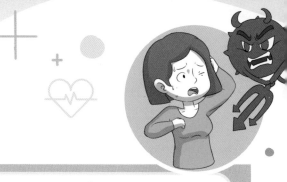

21 什么是宫颈癌前病变？

宫颈的癌前病变，指具有癌变可能性的宫颈病变，多数情况下是从"高危型人乳头瘤病毒（HPV）持续感染"向"宫颈癌"发展中的一个阶段，包括高级别病变和原位腺癌。被HPV感染的人群中，只有10%~20%持续感染的女性可能发生癌前病变，且从癌前病变发展为宫颈浸润癌需要10~20年的时间，平均为12年，这就为通过筛查早期发现宫颈癌前病变和早期浸润癌提供了可能。一旦发现宫颈癌前病变，进行规范治疗以及长期随访，可明显减少宫颈浸润癌的发生率及死亡率。大多数癌前病变是由高危型HPV持续感染引起的。HPV可引起人体皮肤黏膜上皮增生，主要通过性生活或密切接触传播。80%以上的女性一生之中至少有过一次感染，而90%以上的HPV感染可在2年内自然消除，不足1%的患者发展至宫颈癌前病变或宫颈癌。女性要定期做宫颈癌筛查，通过预防和治疗癌前病变，减少宫颈癌的发生。

（赵宇倩）

22 什么是宫颈癌？

宫颈癌是发生在宫颈的恶性肿瘤，是常见的女性恶性肿瘤之一，严重威胁女性健康，造成巨大的社会负担。妇女若发现患有宫颈癌，需要进行全面检查评估癌症分期，然后进行手术或放疗、化疗。宫颈癌的临床分期采用 2018 年 FIGO 分期。早期宫颈癌患者多数没有显著症状，常需辅助检查方可确诊。但是，随着病情进展出现以下症状。

（1）阴道出血：一般是接触性出血，如性交产生的阴道出血，老年患者则为绝经后的阴道流血，出血量因肿瘤侵犯血管的程度不同而不同。

（2）阴道分泌物增加：在阴道出血之前出现。最初的分泌物可能是没有任何气味、带血性的、白色的、薄如水的液体。随着肿瘤的增长，肿瘤相继发生感染、出现坏死，阴道分泌物则不断增加，为混浊血液或淘米状水样，并伴有恶臭味。

（3）疼痛：最初表现为性交痛，随着其他器官被肿瘤浸润，可能会出现坐骨神经痛，或腿部与下腹肿痛。

（4）全身症状：邻近组织和器官被肿瘤侵犯，会产生尿急、尿频、肛门坠胀感；或因坏死，组织吸收或合并感染、肿瘤代谢而引起贫血、发热、变瘦甚至恶病质。

（赵宇倩）

23 宫颈癌的病因是什么?

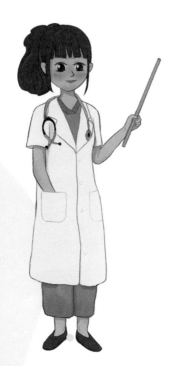

宫颈癌主要是由一种或者多种高危型 HPV 持续感染所致。目前已知有 200 多种 HPV 亚型,其中 40 余种能感染生殖道。根据致癌的危险性,这 40 余种 HPV 亚型又分为高危型 HPV 和低危型 HPV。低危型 HPV 如 HPV6 和 HPV11 与癌症没有关系,主要引起生殖器疣和低度鳞状上皮内病变(LSIL)。90% 的宫颈癌与高危型 HPV 密切相关,常见的高危型 HPV 有 HPV16、HPV18、HPV31、HPV33、HPV35、HPV45、HPV52、HPV58 等。

大多数妇女不会因为感染高危型 HPV 罹患癌症,也就是说并不是感染了 HPV 就会得宫颈癌。多数情况下,特别是对于 30 岁以前性生活活跃的年轻女性，HPV 多为一过性感染，通过自身免疫人体就会将病毒清除。通常情况下，HPV 感染后会在 1 年左右被清除，约 90% 的 HPV 感染会在两年内被清除。如果 HPV 持续或重复感染，那么患宫颈癌的危险性就会有所增加。目前引起 HPV 感染持续存在并最终发展为宫颈癌的因素和条件尚不清楚，可能与宿主自身身体状况，包括免疫缺陷、多产、过早性行为和多性伴、不良饮食习惯、吸烟、长期使用口服避孕药、合并其他生殖道感染，以及遗传和其他社会因素相关。

（赵宇倩　付天明）

24 宫颈癌可以预防吗？

宫颈癌有明确的主要致病因素，即高危型 HPV 持续感染，因此，宫颈癌是一种可以预防的恶性肿瘤。宫颈癌的预防分为三级：一级预防是指病因学预防，包括 HPV 疫苗接种和健康生活方式。二级预防是对适龄妇女进行宫颈癌筛查，并对筛查出的宫颈癌前病变进行处理。三级预防是指治疗已明确诊断的宫颈癌。一级预防和二级预防是主要且重要的预防措施。

　　HPV 疫苗接种是预防宫颈癌及癌前病变最有效的手段。我国目前有进口和国产的二价疫苗以及进口的四价疫苗和九价疫苗，大多数用于 9~45 岁女性。四价 HPV 疫苗和九价 HPV 疫苗以酵母为载体。进口二价 HPV 疫苗以昆虫杆状病毒作为疫苗制备的载体。我国厦门大学研发的首个国产二价 HPV 疫苗以大肠埃希菌为载体，具有自主知识产权。第二个国产二价疫苗采用毕赤酵母为载体，在产能方面具有成本更低的优势。二价疫苗可用于预防高危型 HPV16、HPV18 感染，可预防 78%~100% 由 HPV16、HPV18 引起的宫颈癌及高级别癌前病变。四价疫苗可预防高危型 HPV16、HPV18 和低危型 HPV6、HPV11 感染。九价疫苗可预防高危型 HPV16、HPV18、HPV31、HPV33、HPV45、HPV52、HPV58 和低危型 HPV6、HPV11 感染，对所含型别 HPV 所致宫颈癌及癌前病变的预防有效性高达 98% 以上。目前，部分省市已启动适龄女孩的 HPV 免费接种或补助接种项目。例如，广东省、海南省宣布将免费为全省适龄女孩接种 HPV 疫苗，厦门市、成都市、无锡市、济南市、连云港市等先后启动适龄女孩 HPV 疫苗免费接种或补助接种项目。需要接种的女性可在社区卫生服务中心进行预约登记后接种。

宫颈癌筛查是对适龄妇女进行筛检，对筛查结果阳性或异常的人群进行相应的随访和治疗。筛查的意义在于早期发现宫颈癌前病变和早期宫颈癌，给予及时治疗，以达到治愈的目的，这也是宫颈癌预防的主要手段。宫颈癌的发生是一个缓慢进展的过程，早期筛查宫颈癌前病变并规范治疗，可有效将宫颈癌"扼杀"在"萌芽期"。目前，国内外宫颈病变筛查主要遵循"三阶梯"原则，即细胞学初筛和（或）高危型 HPV 检测，结果异常者行阴道镜检查并在阴道镜指导下活检，最后通过组织学检查确诊。中华预防医学会妇女保健分会制定的《子宫颈癌综合防控指南》建议：<25 岁不筛查；25~64 岁采用细胞学筛查，结果阴性者每 3 年重复筛查；30~64 岁女性 HPV 检测阴性，每 3~5 年重复筛查；30~64 岁女性细胞学和 HPV 联合检测均阴性者，每 5 年重复筛查；<30 岁，不推荐 HPV 检测；≥ 65 岁者，若过去 10 年筛查结果为阴性，无 CIN 病史，可以终止筛查。

（赵宇倩　杨盛玲）

25 宫颈癌筛查结果异常怎么办?

宫颈癌筛查的主要方法有宫颈细胞学筛查和高危型人乳头瘤病毒(HPV)检测。宫颈细胞学筛查最常用的是液基薄层细胞学检查(TCT)和传统巴氏涂片(Pap smear),筛查异常结果包括细胞学异常和高危型 HPV 阳性。

(1)目前,细胞学检查的报告形式采用 Bethesda 系统(TBS),异常的筛查结果包括鳞状上皮细胞异常和腺上皮细胞异常。鳞状上皮细胞异常主要指非典型鳞状上皮细胞(ASC-US)、非典型鳞状上皮细胞不除外鳞状上皮内高度病变(ASC-H)、低度鳞状上皮内病变(LSIL)、高度鳞状上皮内病变(HSIL)。腺上皮细胞异常主要指非典型腺细胞(AGC)、原位腺癌(AIS)和腺癌(ADC)。筛查异常的临床处理推荐如下。

1)TCT 结果显示:ASC-US 。细胞学 ASC-US 经组织病理学诊断为 CIN(宫颈上皮内瘤变)2/3 < 10%,被诊断为浸润癌仅为 0.1% ~ 0.2%。建议对 ASC-US 使用

HPV 检测进行分流。

临床处理：①如果 HPV 阴性，则 12 个月后重新联合筛查；②如果 HPV 阳性，直接行阴道镜检查，根据阴道镜图像决定是否行宫颈活检。③ 6~12 个月复查细胞学筛查，若仍为 ASC-US，则建议行阴道镜检查，若为阴性，则常规筛查。

2）TCT 结果显示：ASC-H。细胞学 ASC-H 经组织病理学诊断为 CIN2/3 的概率为 24%~94%。

临床处理：行阴道镜检查＋宫颈活检。根据活检结果决定下一步治疗方案。

3）TCT 结果显示：LSIL。细胞学 LSIL 经组织病理学诊断≥ CIN2 的概率为 12%~16%。

临床处理：行阴道镜检查，必要时宫颈活检。特别是对于 21~24 岁年轻女性及孕妇，处理相对保守，需要个体化处理。

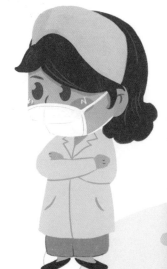

4）TCT 结果显示：HSIL。细胞学 HSIL 经组织病理学诊断≥ CIN2 的概率为 70%~75%。也有部分患者是宫颈癌。

临床处理：需要尽快行阴道镜检查＋宫颈活检。

5）TCT 结果显示：AGC。细胞学 AGC 经组织病理学诊断 CIN 2 / 3 的概率为 9%～ 54%，原位腺癌为 0 ～ 8%，浸润癌为 1%～ 9%。

临床处理：尽快行阴道镜检查 + 宫颈活检 + 宫颈管搔刮术以明确诊断，若考虑为子宫内膜来源的 AGC，可以选择先做分段诊刮。如未见异常，再做阴道镜检查。

（2）高危型 HPV 感染。目前尚没有彻底清除病毒的药物或方法，但人体本身的免疫系统可能将病毒清除，尤其是年轻女性。临床处理建议如下：

1）高危型 HPV 阳性（未分型）且细胞学为阴性，则 12 个月后重新联合筛查。

2）若 HPV16 或 HPV18 阳性，或高危型 HPV 持续感染，即同一亚型持续感染 12 个月（也有专家建议 6~24 个月），行阴道镜检查。

3）若 HPV16 和 HPV18 阴性，其他高危型 HPV 阳性，细胞学阴性，则 12 个月时联合筛查。

4）高危型 HPV 阳性（未分型或非 HPV16、HPV18），细胞学≥ ASC-US，行阴道镜检查。

临床上不仅仅只看宫颈癌防癌筛查的结果，还应该结合症状和妇科查体结果，综合评估，避免遗漏诊断。宫颈活检是诊断宫颈癌的"金标准"，应根据初筛结果、阴道镜图像及宫颈活检结果报告来进行相应的处理。

（杨旭　陈建）

26 绝经了可以接种 HPV 疫苗吗？如果可以，在哪里预约？

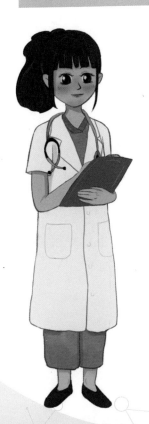

世界卫生组织建议 HPV 疫苗接种目标人群为未暴露于疫苗相关 HPV 基因型的青春期女性。我国女性高危型 HPV 感染呈 17~24 岁和 40~44 岁双峰分布，感染人群主要集中在这两个年龄段，加之目前研究证实 HPV 疫苗对 27~45 岁女性仍有很好的保护力，因此国内专家优先推荐 9~26 岁女性接种 HPV 疫苗，特别是 17 岁之前的女性。同时推荐 27~45 岁有条件的女性接种 HPV 疫苗。年龄越小，接种效果越好，性生活开始前接种效果最好。对于妊娠期及哺乳期女性，由于对子代安全性研究尚不明确，不推荐接种 HPV 疫苗。

目前 HPV 疫苗有二价、四价、九价三种，适宜接种年龄为 9~45 岁，以上疫苗均未被批准用于 45 岁以上女性。因此对于 45 岁以内绝经的女性，仍然可以接种疫苗。对于 45 岁以上的女性，无论是否绝经，均不推荐接种 HPV 疫苗。HPV 疫苗预约可以在微信公众号 "约苗" 或具有 HPV 疫苗接种资质的医院进行。

HPV 疫苗对于已经感染过 HPV 的女性仍然具有保护力，对液基薄层细胞学检查有异常的女性也具有保护力，因此无论是否存在 HPV 感染或细胞学检查异常，对适龄女性均推荐接种 HPV 疫苗。

由于九价疫苗覆盖更多型别 HPV，接种年龄扩大到 9~45 岁，更多女性愿意接种九价疫苗。对于已经接种过二价或者四价疫苗的女性，如果想要接种九价疫苗，根据九价疫苗说明书，需要间隔至少一年才可接种，但鉴于二价及四价疫苗保护力持久，因此再接种九价疫苗获益性价比较低，目前无权威推荐。而对于已经接种一剂或两剂二价或四价疫苗的女性，由于疫苗成分、含量不同，建议使用同一产品完成全程接种，不建议接种期间再改为九价疫苗。

HPV 疫苗是预防性疫苗，不能治疗已经感染的 HPV 及相关疾病，不能预防所有型别的 HPV 感染，接种疫苗后形成的保护力具有时效性，虽然研究预测保护作用可长达 20 年，甚至更久，但不能终身保护，而且部分宫颈癌的发生与 HPV 无关，因此接种 HPV 疫苗后仍需进行宫颈癌筛查。

（覃正文）

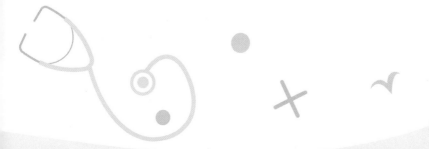

27 我已经绝经了，还需要做宫颈癌筛查吗？

答案是肯定的，需要做，已经绝经的女性仍然有必要进行宫颈癌筛查！

宫颈癌是女性常见的恶性肿瘤之一。其发病率居女性生殖系统恶性肿瘤第 1 位。宫颈癌高发年龄为 50~55 岁，且绝经后女性免疫功能下降，导致机体处理新发和既往感染的能力下降，从而增加感染性疾病的发病率和严重程度。宫颈癌筛查的普及，可以早期发现和治疗宫颈癌和癌前病变，使发病率和死亡率明显下降。故宫颈癌筛查是非常重要且必要的。

高危型 HPV 持续感染是宫颈癌的主要病因。HPV 传播的主要途径是性接触传播，外生殖器和污染物也可传播。如果卫生习惯不好，受感染的手接触外阴、阴道是有感染风险的，当然被 HPV 污染的卫生用品也会传播 HPV。HPV 感染是被清除还是发展为癌前病变，与患者年龄、自身的免疫力有关系。中老年女性机体免疫功能下降，HPV 自然清除率降低，高危型 HPV 持续感染风险增加，故绝经以后的女性应该重视宫颈癌筛查。

如果 65 岁及以上女性过去 10 年内每 3 年一次连续 3 次联合筛查结果都正常且无 CIN 病史，65 岁之后可以停止筛查；因良性疾病切除全子宫者无需继续筛查。但是如果在 65 岁前没有规范的筛查，那 65 岁以后还是要进行常规筛查。

（杨旭）

28 宫颈癌早期有哪些信号？

宫颈癌早期因病变只局限于宫颈，还没有向周围组织蔓延，所以不少患者往往没有明显的症状。部分患者可能出现以下症状。

（1）阴道不规则出血：常常表现为接触性出血，也就是性生活或者妇科检查后阴道出血，出血量往往较少。也有表现为不规则阴道流血，或者经期延长、经量增多。老年患者常表现为绝经后又出现不规则的阴道流血，这时就要怀疑是否有癌变。当然出血量也根据病变的大小、侵犯程度不同而有所不同，当侵及大血管的时候甚至有可能出现大出血，而当进行妇科检查时，可能发现宫颈表面光滑或者呈现糜烂状，表现为质地较硬、触之易出血。

（2）阴道分泌物异常：可表现为单纯的分泌物增多，没有异味。随着宫颈癌的发展，后期有感染症状，就会出现白色或者血性、稀薄如水样或者米泔样、有腥臭味的阴道排液，当癌组织坏死伴有感染时，可有大量的米泔样或者脓性白带，常常伴有恶臭味。

（3）疼痛：早期宫颈癌较少出现疼痛症状，但部分患者可能出现性交时疼痛，随着癌症的发展，整个子宫或者腹部也会有疼痛感。

当女性出现宫颈癌的一些早期可疑症状时，尤其是持续同一类型高危型 HPV 感染的女性，要及时就诊明确诊断。如果确诊早期宫颈癌，一般可以通过手术治疗，治疗效果往往较好。需要根据患者的年龄、肿瘤的病理分型以及生育要求选择确切的手术治疗方式。

（覃正文）

29 得了宫颈癌怎么办？

首先应该及时到具备宫颈癌诊治条件的医疗机构就诊，然后根据医生的要求完善相关临床检查，明确宫颈癌的分期、分型，以明确进一步的治疗方案。宫颈癌分期是指根据宫颈癌病灶大小、播散程度来描述恶性肿瘤的严重程度和受累范围。宫颈癌共分为Ⅰ、Ⅱ、Ⅲ、Ⅳ期。Ⅰ期分期最早，Ⅳ期最晚。宫颈癌分型是指根据病理检查了解宫颈癌肿瘤细胞的性质。宫颈癌最常见的两种类型是宫颈鳞状细胞癌和宫颈腺癌。

明确了宫颈癌的分期和分型后就将进行下一步的治疗。治疗方案的选择除了考虑临床分期外还要综合考虑患者年龄、是否有生育要求、全身一般情况、医疗技术水平等，制订个体化的治疗方案。宫颈癌的治疗是以手术和放疗为主、化疗为辅的综合性治疗，化疗可与手术、放疗配合或作为晚期及复发性宫颈癌的治疗方式。

　　无手术禁忌的宫颈癌患者：Ia1期，无生育要求者可行全子宫切除术，有生育要求者可行宫颈锥切、宫颈截除术。Ia2期，无生育要求者行改良广泛性子宫切除术、盆腔淋巴结清除术或前哨淋巴结活检，有生育要求者可行宫颈锥切、宫颈截除术。Ib1~IIa2期，行广泛性子宫切除术及盆腔淋巴结切除术、腹主动脉旁淋巴结活检。Ib1期和部分Ib2期患者有生育要求者可行广泛宫颈切除术。部分Ib2和IIa2期患者术后需补充放疗。没有绝经、年龄＜45岁的鳞癌患者可保留卵巢。有手术禁忌的Ia1~IIa2期患者及IIb期以上患者给予放疗为主、化疗为辅的治疗方案。

　　宫颈癌治疗后2年内应每3~6个月复查一次，3~5年内每6个月复查一次，第6年开始每年复查1次。

　　宫颈癌是可以预防的肿瘤，接种HPV疫苗可以有效地预防高危型HPV感染，另外每3~5年的宫颈细胞学检查、HPV检查可以早期发现宫颈高危型HPV感染和宫颈癌前病变，并进行及时治疗。

（伍玲）

30 宫颈癌和乳腺癌筛查的机构和惠民政策有哪些?

　　国家"两癌"检查项目包括宫颈癌筛查和乳腺癌筛查,是免费提供给35~64岁适龄妇女的服务。目前各级妇幼保健机构提供国家免费宫颈癌和乳腺癌("两癌")筛查服务,各级医疗机构承担"两癌"及癌前病变诊治以及相关的组织管理工作。由于各地普遍缺乏充足的医务人员,相关的健康教育和咨询活动开展较少,适龄妇女缺乏"两癌"防治知识,主动筛查和随访治疗的意识薄弱,使得"两癌"筛查随访率和覆盖率均较低。

　　宫颈癌筛查包括妇科检查、宫颈癌初筛、阴道镜检查、组织病理检查等。乳腺癌筛查包括乳腺体检和乳腺彩超检查、乳腺X线检查等。我国政府在宫颈癌的人群防治方面开展了大量的工作。

　　2009 年，国家卫生部（现更名为国家卫生健康委员会）和中华全国妇女联合会启动了针对全国农村妇女的"两癌"检查项目。2019 年，"两癌"检查项目被纳入基本公共卫生服务。2009 年，国家卫生部通过中央财政转移支付地方筛查项目，在全国 30 个省（自治区、直辖市）53 个县（市、区）选择项目点，为 35~64 岁适龄妇女开展宫颈癌、乳腺癌筛查工作。在此基础上，根据《中共中央国务院关于深化医药卫生体制改革的意见》和《医药卫生体制改革近期重点实施方案（2009—2011 年）》确定的重难点工作，国家卫生部、财政部和全国妇联决定从 2009 年开始实施农村妇女"两癌"检查项目，出台《农村妇女"两癌"检查项目管理方案》。按照"两癌"检查项目的有关规定，宫颈癌筛查的主要实施机构包括乡镇卫生院 / 社区卫生服务机构、县级以上医疗机构、妇幼机构等。乳腺癌筛查的实施机构一般有县级及以上医疗机构的乳腺科、超声科、体检科等。

　　2012 年 10 月 26 日，卫生部办公厅印发《城市癌症早诊早治项目管理办法（试行）》，城市癌症早诊早治项目正式纳入国家重大公共卫生专项，在全国针对城市高发的五大类癌症开展危险因素调查和高危人群评估、癌症筛查和卫生经济学评估工作。时至今日，项目覆盖越来越多的省（自治区、直辖市），惠及越来越多的城市居民。该惠民项目主要在基层进行初筛（社区、乡镇等），评估为高风险人群后转诊至三级甲等医疗机构进行进一步筛查诊断。

自2009年以来，我国宫颈癌人群筛查项目的宫颈癌检出率由18.02/10万上升到26.54/10万，宫颈癌早期诊断比例由89.60%上升到92.80%。到2020年，全国累计开展宫颈癌免费筛查1.4亿人次，宫颈癌筛查项目覆盖全国90%以上的县（市、区），19个省（自治区、直辖市）已实现县（市、区）的全覆盖。亿万妇女获益于国家"两癌"检查工作，数十万女性及其家庭通过筛查及早诊早治避免了由晚期宫颈癌造成的悲剧。

2022年，国家卫生健康委员会印发《宫颈癌筛查工作方案》，将宫颈癌筛查服务对象的范围进一步扩大到城乡适龄妇女，同时将HPV检测作为初筛方法之一，进一步完善了筛查服务内容。优先实行宫颈癌防治的公共卫生措施反映了政府与社会对人民大众健康的重视，折射出社会的文明与进步。我国形成了较为完整的政府主导、部门协作、专家支持、社会参与的宫颈癌防控模式，建立了从筛查、诊断到治疗、随访、康复的宫颈癌筛查与早诊早治体系。

（赵宇倩）

31 乳腺癌有哪些高危因素？

乳腺癌的发病是社会环境、遗传因素、个体因素、生活方式等多种因素相互作用的结果。目前已知以下情况与乳腺癌的发病有关。

（1）性别：乳腺癌在女性中比男性中常见100倍，因为女性有更多的乳腺细胞，而且这些细胞持续暴露在雌激素的生长促进作用下。

（2）年龄：我国女性乳腺癌发病高峰年龄为45~54岁，因此更年期女性更要重视定期检查乳房。

（3）家族史：5%~10%的乳腺癌患者是有乳腺癌家族史的，如果直系三代以内（姐妹、妈妈、姨妈、姑妈、堂姐妹、表姐妹、祖母或外祖母）有患乳腺癌者，会增加乳腺癌发病风险。患乳腺癌的亲属越多，亲属中诊断乳腺癌者越年轻，乳腺癌发病风险越高。

（4）月经：月经初潮<12岁或绝经年龄>50岁的女性，患乳腺癌的风险增加。

（5）怀孕与生育：从未怀孕或初次怀孕年龄>30岁的

女性，患乳腺癌的风险增加。每生育一个小孩，乳腺癌发病风险下降 7%。

（6）母乳喂养：母乳喂养可以降低乳腺癌发病风险。

（7）绝经激素治疗（MHT）：绝经激素治疗可增加乳腺癌发病风险，有绝经激素治疗指征的患者建议经乳腺专科医生评估乳腺风险后治疗并在用药期间定期检查乳腺。

（8）精神、心理因素：长期的精神创伤、精神压抑、不良性格会增加乳腺癌发病风险。

（9）饮食：高脂肪、高动物蛋白饮食可能增加乳腺癌发病风险，而绿色蔬菜、水果、高纤维素饮食可减少乳腺癌发病风险。我国研究表明，大豆摄入能降低乳腺癌发病风险。

（10）体重：超重／肥胖会使绝经后女性乳腺癌发病风险增加 50%，但绝经前女性并不会增加乳腺癌发病风险。

（11）饮酒：饮酒会增加女性患乳腺癌的风险，并且喝得越多，风险越高。

（12）体育锻炼：无论青少年还是成人，较多的体育锻炼和体力活动都可以降低乳腺癌发病风险。

（13）吸烟：吸烟会增加乳腺癌发病风险。吸烟时间越长，每天吸烟量越多，乳腺癌发病风险越高。

（14）放射线暴露：曾在儿童时期或青年时接受过胸壁

部位放射治疗的女性会增加患乳腺癌的风险。而我们平时偶尔进行的乳腺 X 线（钼靶）和胸部 X 线（胸片）检查的放射剂量不会增加患乳腺癌的风险。

（15）乳房密度：乳房密度越高（腺体组织更多，乳房更致密），患乳腺癌的风险越高。

（16）良性乳腺疾病：这是一个非常重要却容易被大家忽略的危险因素。有乳腺囊肿、普通型中度增生或活跃导管增生、纤维腺瘤、导管内乳头状瘤、硬化性腺病等良性疾病史的患者，乳腺癌发病风险增加，因此既往有这些乳腺良性疾病者，即使良性病变已手术切除，也需要定期复查随访。而有乳腺小叶或导管不典型增生的患者，乳腺癌发病风险更是显著增加，需要引起重视。

以上是流行病学调查发现的部分乳腺癌风险因素，具有一个或多个风险因素并不意味着一定会发生乳腺癌，有些女性有非常显著的危险因素却从未患癌，而某些患乳腺癌的女性却没有任何已知的危险因素。我们建议尽量避免可以控制的危险因素（如不良饮食、超重／肥胖、饮酒、吸烟等），而对部分不可控的危险因素（如家族史、良性疾病史等），定期检查，早诊早治是关键。

（张海燕　杨丽）

什么是乳腺癌和乳腺癌前病变?

乳腺由皮肤、纤维结缔组织、乳腺腺体和脂肪组成。乳房结构见图32-1。

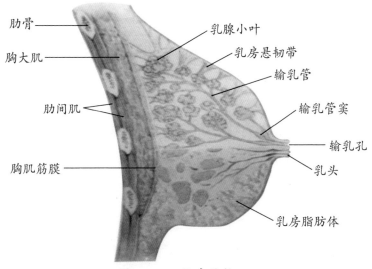

肋骨
胸大肌
肋间肌
胸肌筋膜

乳腺小叶
乳房悬韧带
输乳管
输乳管窦
输乳孔
乳头
乳房脂肪体

图 32-1　乳房结构

（1）什么是乳腺癌?

乳腺癌是发生在乳腺腺上皮（导管或小叶上皮）组织的恶性肿瘤。2020年世界卫生组织全球癌症报告显示，乳腺癌已成为威胁女性健康的第一大恶性肿瘤。2020年我国女性新发乳腺癌约 42 万人，占到女性新发癌症总人数的 19.9%，也就是说每 5 个新患癌的女性中就有一个是乳腺癌。但大家不必谈癌色变，乳腺癌并不可怕，早期乳腺癌的治愈率可达到 90% 以上。

如果癌细胞局限于导管或小叶内没有侵犯周围组织，那么这种癌就被称为非浸润性癌或者原位癌。如果癌细胞侵犯周围的纤维结缔组织、脂肪组织，就称为浸润性癌，其中起源于乳腺导管的浸润性癌（也称浸润性导管癌）约占 75%，起源于乳腺小叶的浸润性癌（也称浸润性小叶癌）约占 15%，其他类型的浸润性癌（包括髓样癌、黏液癌、管状癌、乳头状癌等）约占 10%。

如果把乳腺癌比喻成一个马蜂窝，非浸润性癌或者原位癌就好比所有的马蜂都还在窝里，没有播散到外面，通过将马蜂窝彻底摘除（乳腺局部手术）就能治愈。而浸润性癌则好比窝里有一些马蜂已经飞到外面（一部分癌细胞已经通过血液或淋巴管跑出去了），这时除了摘除马蜂窝（乳腺局部手术），还需要加以其他手段（化疗、靶向治疗、内分泌治疗等）消灭飞出去的马蜂，才能达到治愈的目的。

（2）什么是乳腺癌前病变？

乳腺癌前病变是指在乳腺癌之前，在形态学上出现了某些程度的非典型增生而本身还不具备恶性特征性改变，或某些较容易发展为癌的病变。世界卫生组织把发展为恶性可能性超过 20% 的病变归属于癌前病变。简单来说，这些病变当前还是良性的，但是如果任由其发展，在今后变成乳腺癌的可能性比较大。

目前公认的乳腺癌前病变有：①小叶及导管不典型增生；②柱状上皮不典型增生；③小叶原位癌；④乳头状病变；⑤异常增生放射状瘢痕。

乳腺癌前病变需要积极处理，主要处理方式是手术切除，部分患者术后还需要口服他莫昔芬等药物来降低今后患乳腺癌的风险。

（张海燕）

33 日常生活中如何预防乳腺癌？

乳腺癌的部分危险因素是不能改变的，比如年龄大、性别女、家族史、乳房密度高等；部分危险因素是可以控制和改变的，比如不良生活习惯、超重 / 肥胖、缺乏运动等。对于普通女性而言，我们可以通过改变可控的危险因素来预防和减少乳腺癌发病风险。

（1）保持健康的饮食习惯：控制脂肪和动物蛋白质的摄入，多吃水果、蔬菜、豆类、蘑菇类、鱼类食品，限制烟熏、食盐腌制的食物，远离含农药量高的食物。

（2）减轻生活工作压力，保持愉快心情，远离汽车尾气，生活要有规律。

（3）适龄生育，尽量母乳喂养。

（4）适当的体育运动：推荐每周至少进行 5 天中等强度体育活动，每次 30 分钟左右。

（5）保持正常的体重，尤其是绝经后的女性。

（6）不吸烟或戒烟（包括尽量避免二手烟），戒酒或少饮酒。

（7）减少不必要的乳腺 X 线照射。

（8）慎用外源性雌激素：勿长期、大量食用雌激素含量高的食物或药物，如蜂王浆、花粉、避孕药、部分补肾的中药等；勿长期大量食用同一类保健品（特别是推荐功效为美白、保持年轻的保健品）。

（9）适当补充维生素 D：较高水平的维生素 D 与较低水平的癌症风险相关（包括乳腺癌）。补充维生素 D 的建议剂量是成人每天 600 国际单位。

（10）及时治疗乳腺的良性疾病（如长期固定部位的乳腺组织增厚、导管内乳头状瘤、囊性增生症等），并按医嘱定期随访。

除了以上注意事项，定期的乳腺癌筛查非常重要，可以帮助我们更早地发现肿瘤，达到早诊早治、延长生命、改善生活质量的目的。

（张海燕　杨丽）

34 乳腺癌的临床表现有哪些？

部分女性在诊断为乳腺癌时常常纳闷：我的乳房包块摸上去一点也不痛，怎么会是乳腺癌呢？我的乳房从来没有疼过，也没有摸到过任何包块，怎么会患乳腺癌呢？

那么乳腺癌到底有哪些表现呢？我们自己能发现蛛丝马迹吗？下面我们就一起来对照看看吧。

（1）乳房肿块：是乳腺癌最常见的临床表现，80% 的乳腺癌患者因本人或配偶在无意中发现而就诊。乳腺癌的肿

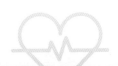

块多为无痛性的，有时也可能伴有疼痛或压痛。单侧单发肿块最常见。

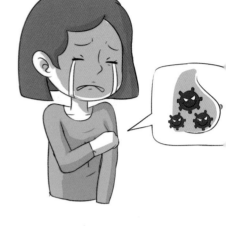

（2）局部组织增厚：一侧乳房出现局部增厚组织块，尤其该增厚组织块在月经前后无明显变化时要特别警惕。

（3）乳房对称性或外形发生改变：部分患者自己对着镜子检查时可能发现双乳出现不对称改变或一侧乳头位置出现改变。

（4）乳头溢液：可能在内衣上出现水渍或血渍，或是挤压乳头出现溢液或者溢血的情况。

（5）乳头回缩或内陷：如果之前乳头是正常的，近期出现了乳头回缩或内陷，刺激牵拉还不能复原的话就一定要特别重视。

（6）乳房皮肤凹陷：全面检查双乳皮肤有没有凹陷的情况，包括双手自然下垂站立位、双手上举位、双手叉腰身体前倾位等不同体位的情况。

（7）乳头乳晕糜烂或颜色变化：可能有乳头瘙痒症状，

需要观察乳头乳晕有无糜烂脱皮以及双侧乳头乳晕的皮肤颜色有无差别。

除了上面的情况，乳腺癌还可能出现以下相对少见的一些表现。

（1）乳房皮肤红肿：尤其是一侧出现红肿，局部疼痛可能还不算特别厉害。

（2）皮肤橘皮样改变。

（3）乳房皮肤溃疡。

（4）腋窝肿块或锁骨上肿块（乳腺癌出现淋巴结转移）。

（5）乳房广泛性肿胀。

（6）乳房疼痛：乳腺癌肿块很少伴有疼痛，有时候可能伴有牵拉感等不适。乳腺癌侵犯胸壁神经时可出现明显疼痛。

当您出现以上一条或多条表现时，建议立即到乳腺专科进一步就诊。

最后还要重点强调的是，很多早期乳腺癌可能没有上面的任何表现，常常需要借助彩超、钼靶、核磁共振、乳管镜等检查才能早期发现。因此我们建议即使没有任何不适感，也应该定期接受乳腺癌筛查，尤其是 40 岁以上的女性，建议每 1~2 年到乳腺专科检查一次并养成每月自查（见附录）的好习惯。

（张海燕）

35 乳腺癌如何做到早发现、早诊断、早治疗？

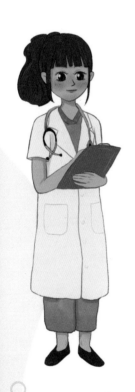

乳腺癌是女性癌症死亡的主要原因。近年来，乳腺癌的发病人数越来越多，并且表现出年轻化趋势。增强乳腺保健意识，了解乳腺癌早期症状，对于科学预防乳腺癌、维护女性乳腺健康具有重要意义。

预防乳腺癌主要从三方面着手。

（1）降低暴露风险：保持健康的生活方式是预防乳腺癌的重要措施。应增加水果、蔬菜、全谷物、豆制品和膳食纤维的摄入；增强体育锻炼；不吸烟、不饮酒；保障规律的睡眠；减轻精神压力，始终保持健康愉悦的心情。

（2）及时警惕早期乳腺癌症状：血性或褐色的乳头溢液、乳头糜烂、双侧乳晕大小不对称、乳房皮肤呈橘皮样改变、单侧腋窝淋巴结肿大、乳腺疼痛（隐痛、胀痛、刺痛）等。

（3）早诊早治：早诊早治是预防乳腺癌的关键。目前常用的早筛技术有二维超声、钼靶、MRI、临床手诊等，三维超声的临床应用处于迅速发展中。国外主要采用钼靶进行乳腺癌的早诊，但对于乳腺更致密的中国女性而言，钼靶可能达不到在西方人群中的筛查效果，超声仍然是我国应用最广泛的筛查技术。需要注意的是，各种生物分子指标的检测也可提示一定的癌症风险，如人表皮生长因子受体2（HER-2）、癌胚抗原153（CA153）、血管内皮生长因子（VEGF）、雌激素受体（ER）、孕激素受体（PR）等，当检测结果为阳性时应当引起足够的重视，做进一步的检查。

超声和钼靶是目前最为常用的乳腺检查方法，当发现有乳腺结节时，不必过度反应。当采用超声或钼靶检测后，通常使用乳腺影像报告和数据系统（BI-RADS）将结节分为6个等级。当结节为1~3级时，通常提示良性的可能性较高，恶性的可能性小于2%，做好定期的超声或钼靶随访检查即可，在我国，11%~19%的妇女在筛查时被诊断为BI-RADS 3级。当结节为4级及以上时，其为恶性的可能性较高，此时需要进一步进行乳腺活检，以明确是否为恶性，若为恶性则需进行及时的临床治疗，我国0.7%~2.0%的妇女在筛查时被诊断为 BI-RADS 4 级。当结节为 0 级时，不要以为是安全的，0 级提示我们根据目前的影像学特征还不能全面地评价病变，需要借助其他影像学检查，如 MRI 等，进行进一步的判断和诊疗。

更年期妇女由于其所处的生理阶段的特殊性，可能会产生各种情绪问题，保持乐观心态，积极锻炼，注重健康生活方式的养成，定期进行乳腺影像学检查，发现异常无需过度惊慌焦虑，及时进行进一步诊断，做到"早发现、早诊断、早治疗"。

（赵宇倩）

36 发现乳房结节该怎么办？什么时候需要做手术呢？

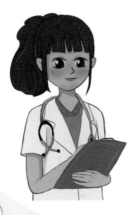

乳房结节指乳腺影像学检查发现的乳房内的小于 2 厘米的占位病变。很多乳房疾病都可能形成乳房结节，比如炎症可能导致炎性结节，增生可能导致增生结节，纤维腺瘤是年轻女性最常

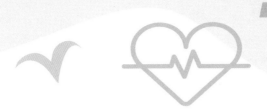

见的良性结节，囊肿是中年女性最常见的囊性结节，大家最担心的早期乳腺癌也可能表现为乳房结节等。

如果检查发现了乳房结节，最好找有经验的乳腺专科医生，结合出现结节的时间、分类分级、伴随症状、查体情况，必要时增加其他检查，来判断结节是良性的还是恶性的，有没有恶变的风险，是否需要药物治疗，是否需要活检确诊，特别是以下情况，手术切除或活检的必要性比较大。

（1）影像评级需要活检的：彩超或者乳腺 X 线检查（如钼靶）或者乳腺磁共振检查发现的乳房内 4 级（包括 4a、4b、4c）、5 级结节。

（2）乳管镜检查发现乳管内新生物需要活检的。

（3）备孕前发现乳房内 3 级或 3 级以上的结节。

（4）35 岁后新发现的乳房内 3 级或 3 级以上的结节。

（5）随访时发现的乳房内逐渐长大的结节等。

（罗静）

37 得了乳腺癌怎么办？是不是得了乳腺癌都要切除乳房？

（1）得了乳腺癌怎么办？

如果确诊乳腺癌，首先应尽快冷静，不要因为害怕着急而乱投医。应充分了解以下情况：乳腺癌容易发现，按时体检或者筛查发现的患者一般都是早中期癌；乳腺癌治疗手段多、治疗效果好、药物更新快，比肝癌、肺癌等肿瘤治疗效果好很多；乳腺是女性重要的性征器官，患者本人要积极了解病情，参与治疗方案的讨论和决定，争取获得令自己满意的效果，最终达到身心最佳的康复状态。应与专业团队的医生探讨病情，充分了解乳腺癌的临床分期。早中期乳腺癌治疗是以手术为主的综合治疗，以提高患者的生存率、治愈率为目的；晚期乳腺癌治疗原则是通过最小剂量的有效治疗，延长患者生命，提高患者生存质量。乳腺癌有多个国内外治疗指南可以参考，可以帮助评估患者是否需要化疗（包括术前化疗/术后化疗）、放疗、靶向治疗、内分泌治疗、免疫治疗等；同时与主治医师探讨诊治方案的设计及理由、总体经费使用需求、治疗总体要花多少时间，在充分知情理解的基础上，做出治疗配合计划及相应的家庭、工作安排。

乳腺癌需要综合治疗。100多年前，肿瘤学家认为乳腺癌是局部疾病，手术追求"切干净"，越做越大，从局部切除到切除乳房再到切除胸肌，但回顾性研究发现一味地扩大手术范围并没有带来患者生存获益。Fisher等研究发现，乳腺癌是一种全身疾病，在肿瘤体积还很小的时候，肿瘤细胞就可能入血并转移到其他器官，扩大切除并不能移除或杀灭其他器官内的肿瘤细胞。实践证明，有效的治疗应该是合适的局部治疗（如手术有/无放疗）加必要的全身治疗（如化疗、内分泌治疗、靶向治疗等）。

（2）是不是得了乳腺癌都要切除乳房？

得了乳腺癌不一定要切除乳房，乳腺癌治疗100多年的经验显示：为了让乳腺癌患者得到更恰当的局部治疗，减少因手术导致的胸部缺如畸形或上肢水肿的发生，对乳腺癌手术方式的选择应遵循以下的思路：

能否保乳手术 ——→ 不能 "保留乳头乳晕的皮下腺体切除"（±）一期再造
"不保留乳头乳晕的皮下腺体切除"（±）一期再造

——→ 不能 乳腺切除术［必要时＋胸大肌和（或）胸小肌切除术］（±）一期再造/二期再造

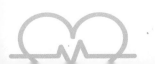

| 能否前哨淋巴结活检（SLNB） | 阳性或不能 SLNB
能否保留肋间臂神经 | 经腔镜腋窝淋巴结清扫术
腋窝淋巴结清扫 |

据统计，经有效的综合治疗，我国有近 70% 的早中期乳腺癌患者在不影响总体治疗效果的前提下，可以安全地保留乳房外形，保留病后的女性尊严和美好心情。

（罗静）

38 更年期女性用了激素会得乳腺癌吗？乳腺有包块还能用激素吗？

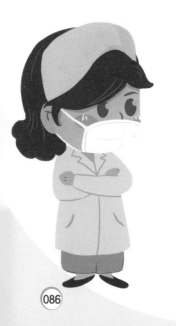

乳腺癌的好发年龄为 40~50 岁，这一阶段的女性正处于更年期，相关研究亦表明绝经后女性的乳腺癌发病风险增加约 50%。由此可见，更年期女性乳腺癌发病风险增加，并非全部由激素治疗所致。

绝经激素治疗引起的乳腺癌属于小概率事件，有研究表明单用雌激素治疗不会增加乳腺癌发病风险，天然孕激素或地屈孕酮也不增加乳腺癌发病风险，定期接受规范的体检，动态评估绝经激素治疗风险因素，严格把握适应证、禁忌证及慎用情况，减少用药风险。

乳腺包块首先需要综合评估其良恶性。乳腺恶性肿瘤是激素补充治疗的禁忌证，但乳腺良性包块不是激素补充治疗的禁忌证。可在专科医生的鉴别、评估、指导下规范使用激素补充治疗，定期复查，既能够有效缓解更年期症状，避免远期并发症，也不会增加乳腺恶性疾病发病风险。

（付天明）

39 乳腺癌治疗过程中如何预防子宫内膜癌？

近年来，我国乳腺癌发病率呈逐年上升的趋势，严重威胁女性生命健康，而辅助内分泌治疗可有效降低患者的死亡率。乳腺癌患者中大约有 80% 是激素受体阳性型，需要接受内分泌治疗。乳腺癌内分泌治疗的常用药物包括选择性雌激素受体调节剂和芳香化酶抑制剂两大类。其中选择性雌激素受体调节剂的代表药他莫昔芬在乳腺组织中表现为拮抗作用，能抑制癌细胞的生长和发育，而对子宫内膜产生弱雌激素样效应，长期使用可能引起子宫内膜息肉、子宫内膜增生、子宫内膜浸润性癌及子宫肉瘤等。

研究显示：使用他莫昔芬治疗的妇女发生子宫内膜癌的风险是未使用者的 2~3 倍，长期使用他莫昔芬可使子宫肉瘤的发病风险增加 3 倍。他莫昔芬虽然有一定的副作用，但是对激素受体阳性的乳腺癌患者来说，尤其是绝经前的患者，利大于弊。

在他莫昔芬的治疗过程中要如何预防子宫内膜癌呢？

子宫内膜癌的高危因素包括肥胖、糖尿病、高血压、无孕激素拮抗的雌激素使用史、多囊卵巢综合征、初潮早、绝经晚、功能性卵巢肿瘤（分泌雌激素的卵巢肿瘤）、肿瘤家族史（包括子宫内膜癌或肠道肿瘤）等。目前大量文献报道，绝经、异常子宫出血和子宫内膜厚度 ≥ 7.76 毫米均为发生子宫内膜癌的独立危险因素。子宫内膜癌目前尚无有效的筛查方法，常用的子宫内膜检查方法包括彩超、宫腔镜检查诊刮或直接诊刮。

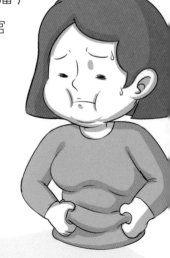

因此，所有需要接受他莫昔芬治疗的乳腺癌患者在用药前均应到妇科门诊或更年期专科门诊就诊，评估有无高危因素和用药禁忌。对于在用药前就有子宫内膜病变（包括子宫内膜息肉、子宫内膜增生等）或已经绝经的患者，需要完善妇科超声、超声造影或盆腔磁共振成像等检查以充分评估，如果怀疑有子宫内膜病变，建议行宫腔镜检查＋诊断性刮宫。评估后若无异常，应充分知晓用药有发生子宫内膜增生、不典型增生甚至子宫内膜癌和子宫肉瘤的风险。

对于没有妇科相关症状，也没上述子宫内膜癌高危因素者，服用他莫昔芬期间每 6~12 个月应于妇科就诊；对于没有妇科相关症状但有上述子宫内膜癌高危因素者，每 3~6 个月应于妇科就诊。妇科医生会根据子宫内膜的检查情况判断是否继续服药或换用药物或宫腔镜检查＋诊断性刮宫。用药期间若发生了子宫内膜息肉、子宫内膜增生等良性病变，还是可以继续口服他莫昔芬，并严密观察随访，也可换用其他雌激素受体（ER）调节剂，如托瑞米芬，或者换用芳香化酶抑制剂治疗。出现异常阴道出血或绝经后阴道出血，需要立即到妇科就诊，这时大多需要宫腔镜检查＋诊断性刮宫。

（伍玲　张海燕）

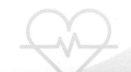

40 为什么人老了会"变矮""驼背"？

　　人们对人老了"变矮""驼背"似乎司空见惯。人老了会"变矮""驼背"是由于退行性疾病——骨质疏松。那么什么是骨质疏松？它对人的健康又有哪些危害呢？

　　骨质疏松（osteoporosis，OP）是最常见的骨骼疾病，是一种以骨量低，骨组织微结构受损致骨脆性增加，易发生骨折为特点的全身性骨病。2001年美国国立卫生研究院（National Institutes of Health，NIH）将其定义为以骨强度下降和骨折风险增加为特征的骨骼疾病。骨量降低是骨质疏松性骨折的主要危险因素。骨质疏松可发生于任何年龄，但多见于绝经后女性和老年男性。骨质疏松分为原发性骨质疏松和继发性骨质疏松两大类。原发性骨质疏松包括绝经后骨质疏松（Ⅰ型）、老年骨质疏松（Ⅱ型）和特发性骨质疏松（青少年型）。特发性骨质疏松主要发生在青少年，病因尚未明确。继发性骨质疏松指由任何影响骨代谢的疾病和（或）药物及其他明确病因导致的骨质疏松。"变矮""驼背"与骨质疏松见图40-1。

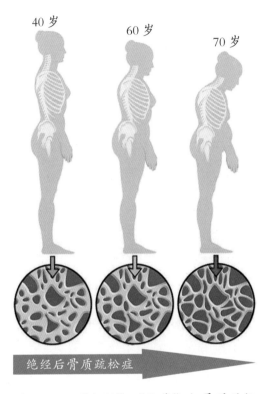

图 40-1 "变矮""驼背"与骨质疏松

本书中我们主要谈一谈绝经后骨质疏松。绝经后女性由于雌激素水平降低，骨代谢失衡，骨量减少，骨组织结构变化，使骨脆性增加，易于骨折，导致由骨折引起的疼痛、骨骼变形，出现合并症，乃至死亡等，统称为绝经后骨质疏松。

绝经后骨质疏松又称"静默杀手"，最开始可无任何症状，继而表现为乏力、慢性腰背疼痛、全身骨痛，活动后疼痛加重。脆性骨折是绝经后骨质疏松的严重并发症，常于轻度外伤或日常活动后（如打喷嚏、自行翻身等）发生骨折，脆性骨折最常发生在椎体和髋部。一般一次脆性骨折后，再次骨折的风险明显增加。骨折后导致身高变矮、弓腰驼背、活动受限，严重者甚至丧失劳动力及生活自理能力，长期卧床导致一系列并发症，威胁患者生命安全。

读到这里您是不是已惊出一身冷汗：原来"变矮""驼背"不仅仅是体态改变，更多的是病痛的折磨和功能退化，甚至危及生命安全。基于骨质疏松对健康的严重危害，1998年世界卫生组织将每年的10月20日定为"世界骨质疏松日"，每年全球性发布一个主题，开展骨质疏松防治健康科普活动，以提高人们防治骨质疏松的能力。那么您是不是已经迫不及待地想知道绝经后为什么容易得骨质疏松呢？我们会在下一个问题中详细告诉您！

（程萌　张颖）

41 绝经后为什么容易得骨质疏松？

要回答这个问题，我们需要了解骨代谢的特点以及绝经对骨代谢的影响。

骨是由骨基质与骨矿盐组成，骨强度反映了骨骼的两个主要方面，即骨矿密度和骨质量。也就是说，健康的骨骼既要有一定的刚度能负荷外力，也需要有韧度以避免骨折。就像我们建造大楼时的钢筋与水泥，钢筋有一定的韧性，而水泥则维系着很好的刚度。在骨的主要成分中，骨胶原蛋白和其他有机质一起构成骨的支架，使其具有韧性和弹性。而骨中的钙和磷酸盐等无机质构成骨矿密度，使骨具有刚度。骨骼的完整性由不断重复、相互耦联的骨吸收和骨形成过程维持，此过程称为骨重建。骨重建由成骨细胞、破骨细胞和骨细胞等组成的骨骼基本多细胞单元实施。其中，成骨细胞能促进新的骨骼形成，破骨细胞则能移除旧的或受损的骨骼。从骨骼形成开始，骨骼不断构建、塑形和重建，骨形成大于骨吸收，骨量逐渐增加，30~35岁时达到骨量峰值。此后，

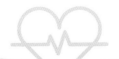

骨重建平衡，骨量维持。但随年龄增长，骨形成与骨吸收逐渐变为负平衡，骨重建失衡造成骨丢失。

在庞大的骨质疏松人群中，约 2/3 为女性。女性为什么容易罹患骨质疏松呢？这与雌激素密不可分。在骨代谢中，雌激素可以促进成骨细胞增殖，促进胶原合成和骨矿化，抑制破骨细胞活性，诱导破骨细胞凋亡，维持骨密度。更年期女性由于受到绝经的影响，卵巢功能衰竭，雌激素水平降低。雌激素对破骨细胞的抑制作用减弱，破骨细胞的数量增加、凋亡减少、寿命延长，导致骨吸收功能增强。尽管成骨细胞介导的骨形成亦有增加，但不足以代偿过度的骨吸收。骨代谢失衡致使小梁骨变细或断裂，皮质骨孔隙度增加，骨强度下降，进而发生绝经后骨质疏松。绝经后骨质疏松一般发生在女性绝经后 5~10 年内。

深入认知绝经后骨质疏松，做到早发现、早干预，在很大程度上能提升更年期女性的骨健康状况。接下来我们抽丝剥茧，层层深入，讲一讲目前已知的骨质疏松的危险因素。

（程萌　张颖）

42 骨质疏松有哪些危险因素?

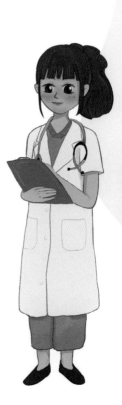

　　绝经后骨质疏松的主要病因是雌激素缺乏,但许多危险因素却可以加重骨代谢失衡,导致骨质疏松发病提前、发病风险增加。这些因素总的来说分为不可控危险因素和可控危险因素两大类。

　　不可控危险因素有种族、年龄、遗传、绝经等。可控危险因素有低体重、性激素缺乏、不健康的生活方式、影响骨代谢的疾病和药物等。

　　现代医学对于不可控危险因素尚无能为力,因此了解可控危险因素,杜绝或减少可控危险因素对骨代谢的影响就极为重要。

　　目前常见的可控危险因素包括:①不健康的生活方式,如日光照射减少、体力活动少、过量饮酒、吸烟、饮过多含咖啡因的饮料、营养失衡、蛋白质摄入不足、钙和(或)维生素D摄入减少、高钠饮食、低体质量等;②影响骨代谢的疾病，如内分泌疾病、风湿免疫性疾病、消化系统疾病、神经肌肉疾病、血液系统疾病、中度至重度慢性肾脏疾病、慢性代谢性酸中毒、慢性阻塞性肺病、器官移植后等；③影响骨代谢的药物，如促性腺激素受体激动剂、糖皮质激素、质子泵抑制剂、长期抗抑郁药物、抗癫痫药、噻唑烷二酮类增敏剂、甲状腺激素、选择性 5- 羟色胺再摄取抑制剂、抗病毒药等。

对于女性而言，初潮晚、绝经早、人工绝经、家族史、低雌激素性闭经、长期使用促性腺激素释放激素（GnRH）类似物等，是常见的绝经后骨质疏松高危因素。更年期女性可以通过识别危险因素，减少或杜绝可控危险因素，从而降低绝经后骨质疏松的发病风险。

（程萌　张颖）

43 如何知道是否患有绝经后骨质疏松？

除了在 17 问"更年期女性通过哪些方式可检测骨量？"里提及的骨质疏松相关筛查与评估工具外，更年期女性可以通过观察身体的变化捕捉骨质疏松的蛛丝马迹，即骨质疏松的临床表现，以及通过定期的骨密度检测等医学检查发现骨量变化，对骨质疏松做到早发现、早治疗。

（1）骨质疏松的临床表现。

骨质疏松患者初期通常没有明显的临床表现，或仅仅表现为乏力、疲倦。但随着病情进展，骨量不断丢失，骨微结构破坏，患者会出现疼痛、脊柱变形和脆性骨折等典型临床表现。部分患者可没有临床症状，仅在发生骨质疏松性骨折等严重并发症后才被诊断为骨质疏松。

1）疼痛：骨质疏松患者可出现腰背疼痛或全身骨痛。疼痛通常在翻身时、起坐时及长时间行走后出现，夜间或负重活动时疼痛加重，并可能伴有肌痉挛，甚至活动受限。

2）脊柱变形：严重骨质疏松患者因椎体压缩性骨折，可出现"变矮""驼背"等脊柱畸形。多发性胸椎压缩性骨折可导致胸廓畸形，甚至影响心肺功能。严重的腰椎压缩性骨折可能会导致腹部受压，腹部器官功能异常，引起便秘、腹痛、腹胀、食欲减弱等不适。

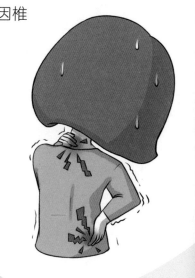

3）脆性骨折：通常指在日常生活中受到轻微外力时发生的骨折。骨折发生的常见部位为椎体（胸椎、腰椎）、髋部（股骨近端）、前臂远端和肱骨近端，其他部位如肋骨、跖骨、腓骨、骨盆等亦可发生骨折。骨质疏松性骨折发生后，再骨折的风险显著增加。

此外，骨质疏松及其相关骨折对患者心理状态的危害也不可小视。患者可能由于疾病导致恐惧、焦虑、抑郁、自信心丧失等，当患者自主生活能力下降，与外界接触和交流减少后也可能进一步加重心理负担。

（2）骨质疏松的诊断：

1）DXA是目前公认的诊断骨质疏松的"金标准"。选择部位为腰椎及髋骨（股骨颈）。基于DXA测量结果：骨密度值低于同种族、同性别正常青年人的峰值骨密度1个标准差及以内属于正常；降低1.0~2.5个标准差为骨量低下（或低骨量）；降低等于或超过2.5个标准差为骨质疏松；骨密度降低程度符合骨质疏松诊断标准，同时伴有一处或多处脆性骨折为严重骨质疏松。骨密度通常用T值（T-Score）表示。T值＝（实测值－同种族、同性别正常青年人峰值骨密度）／同种族、同性别正常青年人峰值骨密度的标准差。基于

DXA 测量的中轴骨（腰椎 1~4、股骨颈或全髋）骨密度或桡骨远端 1/3 骨密度对骨质疏松的诊断标准是 T 值≤ -2.5。

2）脆性骨折：在非暴力、轻微外力或日常活动等情况下即发生骨折，可诊断骨质疏松。如髋部或椎体发生脆性骨折，不依赖骨密度测定，临床上即可诊断骨质疏松。而在肱骨近端、骨盆或前臂远端发生的脆性骨折，即使骨密度测定显示低骨量（-2.5~-1.0），也可诊断骨质疏松。

（程萌　张颖）

44 预防绝经后骨质疏松是不是补钙就可以了？

答案是：不！

钙是骨成分中的重要组成部分，但并非全部。钙、维生素 D 和蛋白质是影响骨骼健康的三种关键营养素，此外还有镁、磷、维生素 K、维生素 C 等多种元素。因此预防骨质疏松不能仅仅只补钙，应重视营养均衡，同时加强钙、蛋白质、维生素 D 等多种营养素的摄入。健康、平衡的膳食模式是维护骨骼健康、防治骨质疏松的基础。对于维系骨健康的三大关键营养素的摄入，《围绝经期和绝经后妇女骨质疏松防治专家共识》指出，50 岁以上和绝经后女性钙的推荐摄入量为 1000mg/d。营养调查显示，国内居民膳食钙摄入量平均为 366.1mg/d，因此还需补充钙 600mg/d。建议首先通过膳食补充，如果不能从膳食中获得足够的钙，则建议通过钙补充剂使每日摄入钙量达到推荐剂量。

维生素 D 不仅可以促进钙的吸收，维系骨健康，还可以改善肌肉性能、提高平衡功能、降低跌倒的风险。中国成人维生素 D 推荐摄入量为 400IU（10μg）/d，≥ 65 岁老年人推荐摄入量为 600IU（15μg）/d。维生素 D 用于骨质疏松防治时，剂量可为 800~1200IU/d。体内的维生素 D 状况可以通过测定血清 25- 羟维生素 D 水平来评估，并根据血清 25- 羟维生素 D 水平确定个体需要量。《原发性骨质疏松症诊疗指南（2017）》建议绝经后女性血清 25- 羟维生素 D ≥ 75nmol/L。

除此之外，蛋白质是骨胶原合成所必需的主要营养物质。充足的蛋白质摄入有助于维持骨骼和肌肉功能，降低骨质疏松性骨折后并发症的风险。推荐每日蛋白质摄入量为0.8~1.0g/kg。优先选择鱼和禽蛋类等优质蛋白质，每周摄入鱼280~525克，畜禽肉280~525克，蛋类280~350克，平均每天摄入总量120~200克；每日1个鸡蛋；经常吃豆制品，适量吃坚果；保证奶及奶制品摄入，摄入量以每天液态奶300克（约300毫升）为宜。将每天的蛋白质总量均衡分配到一日三餐中，更加有利于蛋白质吸收。

预防绝经后骨质疏松除了充足的营养素摄入，还需要保持健康的生活方式。充足日照、规律运动、戒烟、限酒、避免过量饮用咖啡和碳酸饮料，以及避免或少用影响骨代谢的药物，以力求获得理想的峰值骨量。对于绝经早、人工绝经、低雌激素性闭经、长期使用GnRH类似物的女性，可适当考虑补充雌激素，以减少低雌激素状态导致的骨丢失。绝经激素疗法是临床防治绝经后骨质疏松的主要方案之一。雌激素和雄激素可以通过多种作用机制，促进成骨细胞的骨形成、抑制破骨细胞的骨吸收，进而发挥对骨组织的保护作用。

（程萌　张颖）

45 为什么女性在更年期以后面临更大的心血管疾病风险？

这主要是雌激素水平下降惹的祸。

更年期女性体内雌激素几乎是断崖式减少，人体会慢慢失去雌激素的保护作用。雌激素对心血管系统具有保护作用，雌激素水平下降，血糖、血脂代谢紊乱，心血管系统疾病风险增加。

（1）雌激素水平降低，对血管紧张素转化酶的抑制作用减弱，从而导致高血压。

（2）雌激素可增加血流及抑制动脉粥样斑块的形成。女性绝经前冠心病发病率低于男性，绝经后易发生动脉粥样硬化、心肌缺血或梗死、高血压和脑缺血，绝经后女性冠心病发病率及并发心肌梗死的死亡率也随年龄增加而增加。

（3）女性绝经后血液总胆固醇水平升高，"坏"脂蛋白增加，而血脂异常是心血管疾病的重要危险因素。

（张海瑛）

46 哪些因素增加女性心血管疾病的风险?

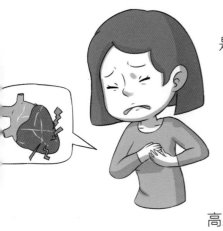

高血压、血脂异常、糖尿病是众所周知的心血管疾病危险因素。高血压是导致我国居民心血管疾病发病和死亡增加的首要且可改变的危险因素,约50%的心血管疾病发病和20%的心血管疾病死亡归因于高血压。2型糖尿病是动脉粥样硬化性心血管疾病的主要危险因素。血脂异常为动脉粥样硬化性心血管疾病发生发展中主要的致病性危险因素之一。

不均衡饮食、久坐不动、超重/肥胖、吸烟及二手烟暴露、过量饮酒等因素也可以增加心血管疾病风险。

你知道吗?还有一些女性特异性风险因素。

(1)绝经:尽管女性的心血管疾病通常比男性更晚发

生，比如男性首次心肌梗死比女性约早9年发生，但女性在绝经后心血管疾病风险会大幅上升，有证据表明雌激素水平降低可能是机制之一。

（2）妊娠相关疾病：许多妊娠相关疾病都与晚年心血管疾病风险增加有关，包括妊娠期高血压、妊娠期糖尿病、早产等。即使这些情况在怀孕后消失了，但是风险仍然存在，高血压、糖尿病、心脏病和中风的风险增加。

（3）激素避孕药：激素避孕药通常被认为是安全有效的避孕措施。有证据表明，过去使用激素避孕药对随后发生心血管疾病的风险有影响。

（4）多囊卵巢综合征：多囊卵巢综合征影响全球6%～10%的育龄女性。患有多囊卵巢综合征的女性在孕期患高血压疾病和糖尿病的风险更高。多囊卵巢综合征患者常出现胰岛素抵抗、肥胖和代谢综合征，患2型糖尿病、血脂异常和高血压的风险更大。

（5）全身炎症和自身免疫性疾病：自身免疫性疾病患者中，78%是女性。自身免疫性疾病引起的慢性炎症与内皮功能障碍增加动脉粥样硬化性心血管疾病的风险。而且，常用于治疗自身免疫性疾病的类固醇可能导致高血糖和血脂异常恶化。

（6）绝经激素治疗：由于更年期与女性心血管疾病有关，绝经激素治疗能否预防心血管疾病引起了研究者的兴趣。观察性研究显示，绝经激素治疗有望降低心血管疾病风险。但使用前应充分评估患者病情，启动治疗的时机、方式、剂量不恰当可能增加心血管疾病风险。

（张海瑛）

47 更年期女性在生活中如何防治高血压？

更年期女性卵巢功能衰退，雌激素分泌减少导致内分泌失调，植物神经功能紊乱，从而导致睡眠不好、情绪不稳、烦躁不安等，引起血压波动。所以更年期应注意监测血压，家庭血压监测选择上臂式示波法全自动电子血压计，每日早、晚各测量2~3次，间隔1分钟，取平均值。

更年期高血压患者多可自行缓解，因此，大多数更年期高血压患者不必用药，只需改变生活方式即可。一些生活方式干预方法可明确降低血压。

（1）健康饮食：①每日食盐摄入量不超过5克，注意控制隐性盐的摄入，如腌制品、鸡精、酱油等；②低脂、低热量、低胆固醇饮食，食用优质蛋白质，其中植物蛋白质占比以50%为宜，适量增加大豆蛋白质；③补充微量元素钾、钙，可食用富含钾的蔬菜瓜果以及含钙量高的奶制品、贝壳、鱼虾类食物。

（2）合理运动，减轻体重：合理运动不但可控制体重，还能减轻负面情绪。可根据自身条件，开展适合自己的有氧运动，每次30分钟，每周运动5~7次，如快走、慢跑、游泳、骑车、打太极拳等。

（3）充足睡眠：更年期易产生焦虑不安情绪，可导致失眠，而失眠又会进一步使血压增高，加剧烦躁情绪。可采取能改善自身睡眠的有效措施，如泡脚、泡澡、听音乐、适量饮用温牛奶等，以改善睡眠，保证每日睡眠时间和睡眠质量。

（4）戒烟、戒酒：吸烟及二手烟暴露、饮酒是高血压发病的重要危险因素。因此建议戒烟戒酒，避免被动吸烟。

（5）平衡心态：情绪不稳是引起血压升高的主要原因。更年期女性要调整心态，减轻精神压力，保持心理平衡，积极乐观地面对更年期。

总之，记住健康生活方式"六部曲"：限盐减重多运动，戒烟戒酒心态平。

（张海瑛）

48 更年期保健可以预防老年痴呆的发生吗?

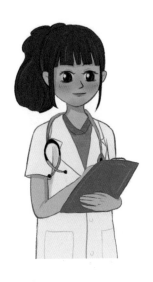

更年期保健可以预防老年痴呆的发生!

老年痴呆的发生有年龄、性别、遗传等不可控危险因素,不良饮食、吸烟、缺乏体育活动、缺少社会参与等不良生活方式及高血压、糖尿病、高胆固醇血症、缺牙、心理问题等疾病是老年痴呆在更年期可预防及干预的可控危险因素。

因此,更年期女性可以调整饮食习惯,均衡饮食,尽量不吃腌制食物,戒烟,规律运动,积极参与户外活动,以预防及控制老年痴呆的发生发展。但无论何种方式均需注意"量",过甚劣于不及。比如,日本专家发现,30%~40%的老年痴呆患者,在青壮年时期有长期饱食的习惯;大蒜有促进血液循环的作用,可保持大脑灵活,但不宜多吃,过量

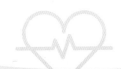

容易造成人体机能紊乱；运动可以增加大脑灰质体积、白质密度及抵消老化导致的脑萎缩，提升个体的认知能力，但应避免过量，过多运动反而影响身体健康；打牌和玩麻将对老年痴呆有一定预防作用，但不能无节制，持续打牌除对颈椎、腰椎造成压力，还会引起心脑血管意外的发生。另外，积极控制内在疾病因素也很重要。相关研究发现，中年时期的心血管危险因素与老年认知功能减退、老年痴呆有关。血压过高或过低均对认知功能有不利的影响。糖尿病前期和亚临床高血糖水平对认知功能下降和老年痴呆有一定的预测价值。中年超重／肥胖与老年痴呆风险增加密切相关，中年肥胖可使老年痴呆风险增加一倍。有中风病史的人群，老年痴呆发病年龄小、发病风险大。胆固醇水平与老年痴呆发病风险密切相关。缺牙、牙列不理想、咀嚼功能异常使认知功能下降和老年痴呆发生风险增加20%。失眠、抑郁是老年痴呆的危险因素，表现出高度焦虑的个体患老年痴呆的风险增加48%等。

综上，管理更年期女性生活方式及基础疾病是预防和控制老年痴呆的有效手段。

（张慧　杨丽）

49 什么是健康？

在很多人心目中，只要不生病、不去医院，就是健康。1946 年，世界卫生组织指出，"健康是生理、心理及社会适应三方面的良好状态，而不仅仅是没有疾病或虚弱"。《渥太华宪章》发布后，世界卫生组织做出了重大改变，不再将健康视为目标，而是将健康视为充实生活的手段。

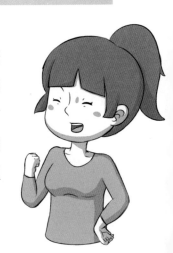

世界卫生组织对健康的定义细则：

（1）有充沛的精力，能从容不迫地应付日常生活和工作的压力而不感到过分紧张。

（2）处事乐观，态度积极，乐于承担责任，事无巨细不挑剔。

（3）善于休息，睡眠良好。

（4）应变能力强，能适应外界环境的各种变化。

（5）能够抵抗一般性感冒和传染病。

（6）体重得当，身材均匀，站立时，头、肩、臂位置协调。

（7）眼睛明亮，反应敏锐，眼睑不易发炎。

（8）牙齿清洁，无空洞，无痛感，齿龈颜色正常，无出血现象。

（9）头发有光泽、无头屑。

（10）肌肉、皮肤有弹性。

前四条为心理健康的内容，后六条则为生物学方面的内容（生理、形态）。

那我们该如何评估自己的健康状况呢？

我们可以使用健康调查简表（the MOS item short from health survey, SF-36）进行评估。该量表包含生理功能、躯体角色、身体疼痛、总体健康、活力、社会功能、情感角色和心理健康8个领域，总共36个条目。欧洲五维度健康量表（EQ-5D）由欧洲生命质量小组研制，该量表有3个版本：EQ-5D-3L、EQ-5D-5L和EQ-5D-Y。EQ-5D包括行动能力、自我照顾、日常活动、疼痛/不舒服和焦虑/抑郁五个方面。

了解了健康状态之后，如何改善自己的健康状态呢？可以试着从运动、饮食这些小事做起。

世界卫生组织健康饮食的五大建议：增加食物多样性、减少盐的摄入、减少反式脂肪、限制糖摄入量、避免酒精摄入。

世界卫生组织关于身体活动有益健康的全球建议：

（1）5~17岁。

1）5~17岁儿童青少年应每天累计进行至少60分钟中等到高强度身体活动。

2）大于60分钟的身体活动可以提供更多的健康效益。

3）大多数日常身体活动应该是有氧活动。同时，每周至少应进行3次高强度身体活动，包括强壮肌肉和骨骼的活动等。

（2）18~64岁。

1）18~64岁成人每周至少进行150分钟中等强度有氧身体活动，或每周至少进行75分钟高强度有氧身体活动，或中等和高强度两种活动相当量的组合。

2）有氧活动应该每次至少持续10分钟。

3）为获得更多的健康效益，成人应增加有氧身体活动，达到每周300分钟中等强度或每周150分钟高强度有氧身体活动，或中等和高强度两种活动相当量的组合。

4）每周至少应有2天进行大肌群参与的强壮肌肉活动。

（3）65岁及以上。

1）老年人应每周完成至少150分钟中等强度有氧身体活动，或每周完成至少75分钟高强度有氧身体活动，或中等和高强度两种活动相当量的组合。

2）有氧活动应该每次至少持续10分钟。

3）为获得更多的健康效益，该年龄段的成人应增加有氧活动量，达到每周300分钟中等强度或每周150分钟高强度有氧活动，或中等和高强度两种活动相当量的组合。

4）活动能力较差的老年人每周至少应有3天进行增强平衡能力和预防跌倒的活动。

5）每周至少应有2天进行大肌群参与的增强肌肉力量的活动。

6）由于健康原因不能完成所建议身体活动量的老年人，应在能力和条件允许范围内尽量多活动。

（杨霄　杨丽）

50 更年期女性可能出现的心身健康问题有哪些？

更年期包括绝经过渡期和绝经后的一段时期。更年期女性会出现一系列躯体及精神心理症状。

（1）月经异常：主要表现为月经周期不规律（以月经周期缩短多见）、月经期持续时间长、停经一段时间后月经量过多等。

（2）血管舒缩症状：主要表现为潮热多汗。

（3）自主神经失调症状：主要表现为睡眠障碍、心悸、头痛、头晕、易疲劳等。

（4）精神神经症状：表现为焦虑不安或情绪低落、失眠、不能自我控制情绪等。

（5）易患心血管疾病、骨质疏松和骨关节病。

（6）盆底功能障碍性疾病：是女性常见病、多发病，主要包括盆腔器官脱垂及压力性尿失禁等。

（7）绝经泌尿生殖综合征：绝经后雌激素水平下降，导致阴道和泌尿生殖道上皮细胞的组织学和功能改变，超过一半的绝经后女性会有泌尿生殖道萎缩相关症状。

进入更年期后，我们该做些什么？

（1）建立健康的生活方式，根据身体情况坚持进行适度的体育锻炼，保证合理健康的饮食和充足的睡眠。

（2）建议家庭成员要多了解更年期相关知识，创造良好氛围。更年期女性多参加社区、单位组织的活动，更好地融入社会活动，提升心身健康水平。

（3）定期去医疗机构进行健康体检，必要时进行心理健康问题的筛查和评估，有助于心理问题的早识别、早诊断、早干预，减少或避免严重心理疾病的发生。

（杨霄　杨丽）

51 更年期女性出现精神心理问题的常见原因是什么?

更年期女性常会产生精神心理症状。既往调查数据发现,在出现更年期症状的女性中,心理症状占85.9%,其中焦虑占76.7%,抑郁占62.3%。究其原因,第一,更年期女性卵巢功能下降,会影响下丘脑－垂体－卵巢内分泌轴,使机体雌激素水平波动性下降,导致容易出现潮热、激动、眩晕、失眠等,雌激素水平异常表达会使骨质大量分解,导致骨关节及肌肉疼痛。第二,更年期雌激素缺乏、神经内分泌异常会影响相应激素对脑部相关单胺氧化受体的调节作用,从而对认知功能和情绪造成影响。第三,更年期女性需照顾子女及老年人,在生理、心理的双重压力下使精神处于临界状态,增加不良情绪发生风险。其高危因素如下。

(1)躯体因素:影响更年期女性心理健康的主要躯体因素包括慢性病或自我评价健康状况差、既往生殖相关情绪障碍[如产后和(或)经前抑郁]、子宫切除(伴或不伴卵巢切除)、卵巢早衰(过早绝经)、促卵泡激素和雌二醇等生

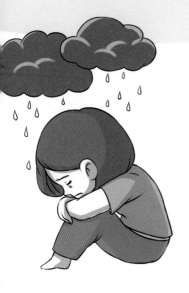

殖激素水平变化、血管舒缩症状（如潮热出汗、烦躁等）、睡眠障碍、缺少体育锻炼、超重／肥胖等。另外，痛经可能与部分妇科疾病（如子宫内膜异位症）有直接联系，这使得痛经成为更年期女性抑郁发生的独立危险因素，增加更年期女性心理压力。

（2）心理社会因素：调查发现，影响更年期女性心理健康的心理社会因素主要包括精神疾病史及家族史（如失眠、抑郁、焦虑及其他精神病等）；性格内向、自评价低、敏感多疑、多思多虑、情绪不稳、反刍思维倾向；未产；夫妻关系差、性生活满意度低；缺少体育锻炼；赡养老年人及抚养子女的双重压力；受教育程度较低、健康知识缺乏；存在经济问题、失业、丧失父母等负性生活事件，生活工作压力大；对衰老和更年期的消极态度；社会支持低等。若不进行治疗，更年期症状会持续存在，让更年期女性饱受困扰，影响心身健康。若治疗自费，治疗费用所致的经济压力会让更年期女性担忧家庭整体经济是否被自己拖累，产生严重的病耻感，增加抑郁发生率。

（张慧）

52 什么是心理健康？

现代学习压力和生活压力大，虽然想努力做个情绪稳定的成人，但总有一瞬间，自己忍不住陷入"emo"。

如果不会调节工作和生活中的负面情绪，那我们有可能陷入心理亚健康状态甚至患上心理疾病。什么是心理健康？我们如何调节以保持良好的心理状态呢？

人的健康包括身体健康和心理健康两个方面。简单来说，心理健康是一种积极向上、高效且满意的持续心境。现代医学的发展和大量的医学实践表明，越来越多的疾病并不是由纯粹的生理因素造成的，而是由心理因素造成的。

心理状态可以大致分为四类：健康状态、不良状态、心理障碍和心理疾病。大家可以从以下一些常见的外在表现来判断自己现在的心理状态。

（1）健康状态：具有积极乐观、持续良好的心态。

（2）不良状态：经常感觉孤独，注意力分散，与家庭、老师或同学相处感觉烦恼等。

（3）心理障碍：有些行为、想法不受控制；感觉恐惧、焦虑，并影响正常生活；心里有无法忍受且难以倾诉的痛苦；娱乐时间控制不住等。

（4）心理疾病：长时间精神状态不佳，常无原因地落泪；经常出现轻生的念头；经常听到和看到不存在的声音或事物；经常性情绪不稳定；一段时间内生活习惯、饮食作息出现极大的、令人不适的改变等。

我们可以通过以下方式进行自我调适。

（1）积极参加实践活动：工作和学习中积极参加各项活动，锻炼自己，提高心理承受能力，积极进行体育锻炼。

（2）保持和谐的人际关系：用理解、宽容、信任和尊重的态度与人和睦相处。

（3）加强自我心理调节：多阅读课外书籍，丰富自己的文化素养，升华自己看待问题的方式。世界上不是所有的事情都是非黑即白。

（4）心理求助：当存在心理问题时，及时向周围的人寻求帮助是勇敢的行为。相信会有人愿意帮助我们，但是这需要我们将自己真实的困难和痛苦告诉我们所信任的人。

学会倾诉，相信一定有人愿意且能够帮助我们！

（杨霄　杨丽）

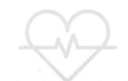

53 更年期女性出现心理健康问题怎么办?

大家可以先用心理和睡眠量表（见附录）进行测试，初步了解自己的心理健康状况。测试结果正常或轻度异常者可进行以下自我保健。如果检查结果在中度异常及以上，则建议寻求专业心理医生的帮助！常用自我保健方法如下。

（1）正确认识更年期：可通过社区、医疗机构等开展的各种形式的健康教育，提高对更年期生理、心理变化的认识，及时纠正错误观念。更年期是女性一生中的自然生理过程，采取合适的调养途径完全可以克服异常心理和生理行为，例如和谐的性生活和家庭氛围可有效增进夫妻感情，促进更年期女性身心健康。

（2）及时寻求心理帮助：及时向社区或医疗机构心理医生寻求帮助，学会在情绪低落时迅速合理地转移注意力，以理智、冷静的态度对待更年期导致的生理、心理变化。逐步培养自身的生活情趣，积极参加有趣的社区团体活动，如书画展、广场舞等，在培养兴趣爱好、增加生活乐趣的同时，消除不良情绪。勇敢地对心理医生说出内心所想，培养乐观、积极的性格，训练自我情绪管理的方法，保持心态平和。此外，家属还需注意，当女性情绪不佳时应保持礼貌谦让，避免因更年期综合征激化家庭矛盾，从而加剧焦虑、抑郁。

（3）培养良好的饮食和作息习惯：坚持"三低饮食"（低盐、低糖、低脂），多食用含钙、维生素 A、维生素 C 的食物。保持良好的睡眠习惯，更年期女性每天适宜睡眠时间为 7~8 小时，午睡不超过 30 分钟。睡前不宜剧烈运动，可通过选择遮光效果好的窗帘、保持屋内灯光柔和、佩戴眼罩、睡觉前听舒缓音乐或者做冥想放松训练等方法来提高睡眠质量。

（4）科学合理地运动：抑郁与雌激素水平下降引起的更年期症状有较多重叠，使得更年期情绪敏感女性更容易遭受抑郁的危害。无论是独立使用还是辅助治疗，运动都被认为是治疗抑郁较好的方法。所有运动类型都能显著降低心理焦虑，其中有氧运动和抗阻运动有较好的效果。中等强度的有氧运动和抗阻运动有助于改善更年期女性体内雌激素和自由基代谢水平，缓解焦虑、抑郁等更年期不适症状。另外，运动能提高认知能力，对预防女性随着年龄增长而产生的认知能力下降具有有益作用。因此，科学合理地运动对更年期女性抑郁、焦虑、失眠、认知能力下降等有较好的防治效果，能有效促进更年期女性心理健康。

（张慧　杨丽）

54 更年期失眠怎么办?

更年期失眠是一种与绝经相关的持续性睡眠障碍,主要表现为入睡困难、早醒、夜间觉醒次数增多等。据报道,40%~60% 的绝经期妇女有睡眠相关症状。全国妇女健康研究(study of women's health across the nation, SWAN)发现,女性的睡眠障碍增加与更年期的进展有关,长时间失眠,容易导致更年期女性出现头晕、头痛、心悸、乏力等躯体不适,严重者还会发生逻辑推理能力障碍、认知功能减退

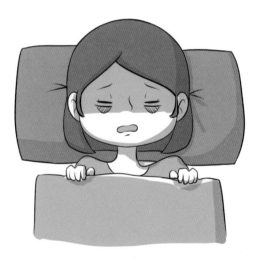

以及情绪障碍等,严重影响更年期女性的生活质量。

首先,要对失眠有正确的认识,要知道符合以下情况

才能叫作失眠：①入睡困难，指上床后 30 分钟不能入睡；②维持入睡状态困难，表现为入睡后频繁觉醒或醒后再次入睡困难；③早醒，比平时醒来的时间要早半小时或以上。上述 1 项（或更多）症状每周至少出现 3 晚且至少存在 3 个月以上，造成生活困扰，才能认定为失眠。

其次，更年期女性应该保持良好心态，要知道失眠常源于不良的生活习惯，对更年期女性失眠需先分析失眠原因，是否是因为饮茶、喝咖啡、睡姿不正确等不良行为习惯所导致，并进行纠正。同时，保持规律的睡眠作息，增加睡眠动力。每日固定上床、起床时间，21 天形成睡眠节律。做到不补觉、不赖床，不在床上做与睡眠无关的事情，如看手机等。每天保持适量运动，避免睡前 2 小时运动。另外，适当放松，如静坐正念呼吸、身体扫描练习、渐进式肌肉放松等，可以减轻失眠导致的烦躁、焦虑等负面情绪及躯体症状。

最后，当自己通过各方面调整，失眠仍无法控制或效果欠佳时，可前往医院寻求心理医生的帮助！药物治疗、物理治疗、心理治疗、中医治疗等，均是改善睡眠的有效方式。

（张慧　杨丽）

55 中医如何认识女性衰老？

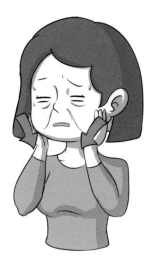

衰老是随着年龄的增长，脏腑生理功能逐渐减退的生命过程。生命有开始就会有终结，衰老是不可避免的变化规律。衰与老虽有直接的关系，但衰老与老年不能等同，衰未必均老，而"未老先衰"也不罕见。

《素问·上古天真论》记载："女子七岁，肾气盛，齿更发长；二七而天癸至，任脉通，太冲脉盛，月事以时下，故有子；三七，肾气平均，故真牙生而长极；四七，筋骨坚，发长极，身体盛壮；五七，阳明脉衰，面始焦，发始堕；六七，三阳脉衰于上，面皆焦，发始白；七七，任脉虚，太冲脉衰少，天癸竭，地道不通，故形坏而无子也。"这些文字详细描述了女性的生长衰老规律，指出女性14岁左右月经来潮，35岁之后逐渐走向衰老，表现为面容衰老，头发变白或脱落，天癸渐竭，精气渐亏，而到了49岁左右，天癸竭而丧失生育能力，月经也停止了。现代医学研究显示，35岁以后女性卵巢功能明显下降，伴随生育力及生育质量的下降。还有研究指出，中国城市女性自然绝经年龄为48.72岁。而《黄帝内经》中已有女性"五七""七七"的记载，跨越千年而观点相似，可见古人是非常智慧的。

（罗刘衡）

56 中医如何认识更年期综合征?

古代中医并无更年期综合征的病名，对更年期综合征的症状记载，可散见于古代医籍中。如汉代《金匮要略·妇人杂病脉证并治》指出："妇人脏躁，喜悲伤欲哭，象如神灵所作，数欠伸……"说明了女性更年期的情志症状。明代《景岳全书·妇人规》记载："妇人于四旬外，经期将断之年，多有渐见阻隔，经期不至者……"指出了女性更年期月经紊乱的表现。虽然古代没有更年期综合征的病名，但在长期的

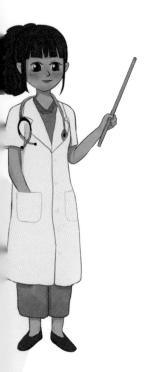

临床实践中总结出了更年期相关临床症状，并在治疗中积累了丰富的经验，为后世中医治疗更年期综合征提供了确切而有效的临床依据。

现代中医传承古代中医之精髓并加以发展，有了"绝经（经断）前后诸证"的病名，与更年期综合征相似。绝经前后诸证是指女性在绝经前后出现的烘热汗出、烦躁易怒、潮热面红、失眠健忘、精神倦怠、头目眩晕、耳鸣心悸、腰背酸痛、手足心热，或伴月经紊乱等与绝经有关的症状。这些症状可因个体差异而表现各异。症状持续时间长短不一，短者几个月，长者迁延数年；程度轻重不一，严重者影响女性工作、生活，降低生活质量，对更年期女性造成极大的困扰。

（罗刘衡）

57 更年期女性在生活中有哪些养生的方法？

（1）饮食调养。

民以食为天。人体的脏腑、气血需要保持协调稳定，才能达到良好的生理状态。在中国古代就有全面膳食、合理搭配的饮食养生原则。《素问·脏气法时论》指出："五谷为养，五果为助，五畜为益，五菜为充，气味合而服之，以补精益气。"生活中许多食材也具有药用价值，当人体因气血、阴阳失调而出现生理功能失调时，可通过饮食进行调整。绝经前后诸证较轻者，可以在中医师指导下进行食疗。例如：银耳、黑木耳、枸杞子、桑葚等可滋阴生津，羊肉、牛肉、韭菜、干姜等可温补阳气，根据阴阳偏颇进行食疗，可改善相关症状。

（2）顺天时。

中医讲究天人相应，人是自然界的一部分，其生命活动需要顺应自然规律。

上午是人体阳气升发之际，可通过体育锻炼促进血液循环，助阳气升发。而"睡懒觉"的不良习惯有碍于阳气升发。中国古代将一天分为十二个时辰，"午时"即现代11：00至13：00，此时阳气最旺盛，阴气初生并逐渐生长。睡"子午觉"是古代的养生方法之一，适当午休可帮助阴阳转换，使下午保持充沛的精力。

傍晚太阳落山，此时自然界阳热之气消散，阴寒之气渐长，气温降低，人体顺应自然规律，在体表的阳气逐渐入里，应减少剧烈运动，以免影响人体阳气的收敛。此时脾胃运化功能相对减弱，晚餐不宜过饱而增加脾胃负担。

夜晚自然界阴气壮盛，应减少外出并及时添衣加被，防止外寒之气伤人阳气。"胃不和则卧不安"，睡前不宜进食夜宵，不宜饮用浓茶、咖啡等兴奋性饮品。"子时"是半夜23：00到1：00，为一天中的阴中之阴，阳气初生，不宜耗散，此时人体处于睡眠状态，将有利于阴阳转换，提高睡眠质量。

（3）畅情志。

中医认为，情志也是重要的影响因素，肝主疏泄，喜条达而恶抑郁，情志失调会引起气机不畅，导致疾病发生。保持良好的情绪是非常重要的。

（4）健体魄。

太极拳、五禽戏、八段锦等是中华传统文化中非常有特色的运动养生方式，既可强筋健骨，又可调畅气机、和络宁神，具有凝神定志、动静相宜、刚柔相济、内外兼修、形神共养等特点，是更年期女性适宜的传统运动养生方式。

"阴平阳秘，精神乃治。"生活调养有助于机体达到阴阳平衡的状态，从而更平稳地度过更年期。

（罗刘衡）

58 更年期综合征可以用中医药治疗吗？

中医学是中华民族几千年来同疾病做斗争的经验总结，是中国传统文化的精髓。古代中医在更年期综合征相关症状的长期临床实践中，积累了丰富的临床经验。现代中医不断完善及发展，不仅有了"绝经前后诸证"的病名，而且形成了养生调摄、药物治疗、特色外治法等完整的治疗体系，临床疗效确切。

可能女性朋友们在更年期会遇到这样的问题："朋友说某药治疗更年期综合征疗效很好，为什么我用了就没有效果呢"？要回答这个问题，我们就需要简单了解中医的理论体系。中医对绝经前后诸证的治疗不仅需辨病，还需要辨证，相同的疾病，会因为气候、体质、环境等有差异，在人体表现出不同的症状，呈现不同的证型。现代中医大致将绝经前后诸证分为以下几个证型，如肾阴虚证、肾阳虚证、肾阴阳两虚证、心肾不交证，并可根据个体差异表现出兼证。证型不同，治疗也就不同。虽然临床中绝经前后诸证以肾阴虚证多见，但也有不少其他证型。如果肾阳虚证患者用滋阴降火药治疗，可能不能改善症状，反而可能加重病情。所以，更年期女性在接受中医治疗时，需要专业的中医师评估。中医治疗绝经前后诸证除了内服药物，还有特色外治法，包括耳穴、针灸、药浴等方法。

（罗刘衡）

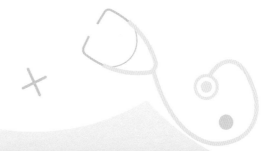

59 更年期女性反复外阴阴道干涩、疼痛怎么办?

更年期女性由于雌激素水平下降，阴道上皮细胞的组织学和功能改变，一些更年期女性会有外阴阴道干涩、疼痛、烧灼、刺激、性生活障碍等，严重影响更年期女性生活质量和家庭幸福，甚至造成夫妻矛盾等多种困扰。

应对更年期女性反复外阴阴道干涩、疼痛的方法，包括在医生的指导下阴道局部使用雌激素制剂。如果伴有更年期全身症状如月经紊乱、潮热多汗、睡眠障碍、疲倦、情绪障碍、骨质疏松的危险因素及绝经后骨质疏松等，也可以全身给药。有激素禁忌证和阴道局部干涩明显者，可以应用润滑剂。如果伴有白带异常，则首先根据白带检查结果给予对症治疗。

（殷红蕾）

60 更年期女性需要避孕吗?

更年期女性需要高效、长效避孕!

更年期女性卵巢功能逐渐衰退,雌激素水平波动性下降,排卵与无排卵的月经周期可交替出现,导致月经周期缩短、延长或紊乱,通常持续多年,直至绝经。

此时的女性总体生育率下降,40~44 岁女性一年内的妊娠率为 10%~20%,45~49 岁接近 12%,50 岁及以上的女性自然妊娠罕见。在围绝经期有 54% 的月经周期仍有排卵,但由于月经及排卵不规律,对避孕的重视程度不足,更年期女性是非意愿妊娠的高风险人群。与年轻女性相比,其妊娠后母儿不良结局的风险显著增加,无论是继续妊娠还是终止妊娠,均会带来更大的风险。因此,更年期女性在确认绝经以前均应该继续采取避孕措施。此阶段大部分女性已完成生育,需要高效、长效避孕。

（殷红蕾）

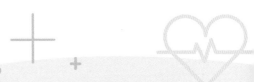

61 更年期女性如何选择避孕方式？

（1）更年期女性避孕方式选择的原则：满足此年龄阶段女性避孕的需要，避免或减少避孕所致的健康风险，同时有额外的健康获益。

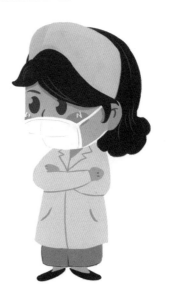

（2）女性常用的避孕方式：宫内节育器、单纯孕激素避孕方法（左炔诺孕酮宫内缓释系统、皮下埋植剂、醋酸甲羟孕酮注射液）、复方甾体激素避孕方法（复方口服避孕药、避孕贴剂、阴道环）、女性绝育术、避孕套、外用避孕药、紧急避孕等。

（3）推荐适合更年期女性的避孕方式：随着年龄的增长，心脑血管疾病、血栓、肥胖、骨质疏松、糖尿病和恶性肿瘤等的发病率增加，更年期女性避孕方式的选择与年轻女性有所不同。首要推荐长效避孕：含铜宫内节育器（Cu-IUD）、左炔诺孕酮宫内缓释系统（LNG-IUS）、皮下埋植剂、醋酸甲羟孕酮注射液（DMPA）。单纯孕激素避孕方法可提供避孕外的健康益处，如治疗月经量增多、子宫内膜增生、异常子宫出血等。次要推荐避孕套，但需强调坚持和正确使用。对于无生育需求或再次妊娠存在威胁母儿生命安全风险的夫妇，可选用男女性绝育术。不常规推荐复方甾体激素避孕方法、自然避孕法、外用避孕药。紧急避孕是避孕失败的补救措施，需要时可首要推荐放置 Cu-IUD，次要推荐紧急避孕药。总之，对于更年期女性，建议要在医生的指导下选择合适的避孕方式。

综上，更年期女性推荐的避孕方法如下。

含铜宫内节育器（Cu-IUD）：是我国女性使用最多的、高效、长效可逆避孕方法，对 40 岁及以上无禁忌证的女性推荐使用 Cu-IUD，已经放置 Cu-IUD 并且没有继续使用禁忌情况的女性可以继续使用，到期可以酌情更换新的宫内节育器。使用 Cu-IUD 避孕的更年期女性，建议在月经停止后6~12 个月内取出。

左炔诺孕酮宫内缓释系统（LNG-IUS）：对于 40 岁及以上有避孕需求的女性，排除禁忌证后，推荐使用 LNG-IUS，特别是有子宫内膜癌高危因素（如肥胖、多囊卵巢综合征）、月经周期紊乱、月经量多、需要激素补充治疗的女性，放置前要注意排除子宫内膜恶性和不典型性病变。

皮下埋置剂：将含有孕激素的硅胶棒植入皮下，药物缓慢而恒定地释放入血，从而发挥长期的避孕作用。推荐 40 岁及以上女性评估并排除禁忌证后使用皮下埋植剂避孕。

醋酸甲羟孕酮注射液（DMPA）：排除禁忌证后，推荐 40~50 岁女性使用，50 岁以上女性不推荐使用 DMPA。

此外，40 岁以上不适宜使用高效避孕方法的女性可使用避孕套，但需要坚持并正确使用，避孕才相对可靠。

（殷红蕾　杨丽）

62 到了更年期，想要个娃怎么办？绝经了可以有性生活吗？

（1）到了更年期，如果有生育要求，一定要到专业机构咨询评估。

女性迈入更年期后，由于卵巢功能明显衰退，生育力会大打折扣，怀孕似乎变得比较困难。

首先，更年期女性需要对自身现阶段的生育情况、家庭情况有充分的认识。其次，对有生育要求的更年期女性，若生育意愿并不强烈，建议结合自身情况考虑是否放弃生育计划，调节好生活状态，顺利平稳度过更年期即可。若生育意愿强烈，结合患者特殊的生育状况，有以下几点建议：

1）去医院生殖专科就诊，对自身身体情况及生育力做系统全面的评估，了解自身生育概率，建议男方同时就诊，完善相应生殖检测。

2）常规女性生育力评估的主要内容有：①卵巢功能测定，包括年龄、月经期第 2~5 天性激素测定、窦卵泡计数、抗苗勒氏管激素（AMH）测定；②输卵管通畅性评估；③子宫内环境检测。

3）对更年期女性而言，时间是最大的敌人。建议生育力尚可的女性尽早完成生育计划，可选辅助生殖技术（即试管婴儿）助孕，同时可适当采用保护卵巢功能的药物，如脱氢表雄酮（DHEA）、生长激素、抗氧化剂辅酶 Q10、维生素 C、维生素 E 等。

4）建立良好的生活习惯，低盐、低脂、低糖饮食，BMI 最好保持在 18.5~23.9kg/m^2。同时夫妻双方戒烟戒酒、适当锻炼，避免熬夜和环境中的有毒有害物质。

（2）绝经后是否还可以有性生活？

可以有！

40 岁以上女性末次月经后 12 个月未出现月经，排除妊娠后就可诊断绝经。通常女性自然绝经年龄在 45~50 岁，随着人类期望寿命的延长，女性超过三分之一的生命将在绝经后期度过。绝经过渡期和绝经后因雌激素和其他性激素水平降低引起的生殖道、泌尿道萎缩以及性功能障碍等症状和体征的集合称为绝经泌尿生殖综合征（GSM）。性激素水平下降，对性生活的需求和欲望下降造成同房困难，同房后有很多不适感，就误认为绝经等于绝欲，过早终止性生活而致夫妻关系不和，这是不对的。绝经期的出现代表女性生殖系统的衰老和卵巢功能的衰竭，并不代表性生活的结束，绝经后女性仍然有性需求，只是不像以前那么强烈，

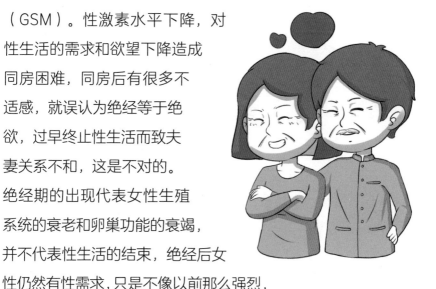

女性的性欲与性生活经历和精神心理因素密切相关，只要夫妻感情好，身体健康，没有特殊疾病，绝经后都可以有正常的性生活，这样有利于家庭和睦，身心健康。

但是绝经后雌孕激素分泌减少，超过 50% 的绝经女性会出现泌尿生殖道萎缩症状，主要表现为阴道干涩、性交困难。

同房要注意以下几点：

1）阴道干燥严重的女性可以局部应用低剂量雌激素治疗，减轻阴道萎缩症状，也可以使用清洁的润滑剂，避免摩擦引起同房的疼痛和阴道黏膜损伤出血。性生活后观察是否有阴道不规则流血、流液。如果出现异常情况需要及时就诊，明确是否有宫颈、子宫内膜病变，尤其要高度警惕癌变。

2）在性生活时，男女双方清洗外生殖器，预防老年性阴道炎的发生，以免出现炎症后性生活导致交叉感染。

3）平时需要节制性生活的次数，通常40岁以下一周两次左右，40~50岁一周一次左右即可，50岁以上两周一次左右，以免房事过多引起腰部酸软、疲乏、无力等症状，尤其合并有慢性病如心脑血管疾病的更年期女性更要控制同房的频次，以免发生意外。

（刘晓芳　何雯）

63 为什么更年期女性容易出现性功能障碍？

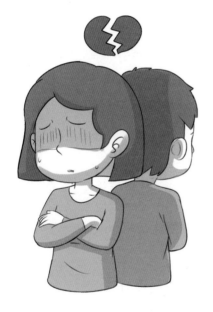

更年期是女性从中年进入老年期必须经历的一个阶段，在这一时期，女性常会由于性激素水平的波动，出现月经紊乱、潮热出汗、失眠、情绪波动等症状，同时还可能伴随骨质疏松、心脑血管疾病，甚至进入老年痴呆的起始阶段。除此之外，随着人们生活水平的不断提高，部分女性对性的关注也逐渐加强，尤其是进入更年期后，绝大多数女性或多或少出现性功能相关症状，如性欲减退、阴道干涩、性交困难、阴道炎频发。这是为什么呢？

对于更年期女性来说，性功能障碍受多种因素影响，发病机制也相对复杂。临床研究结果显示，性功能障碍与年龄大、基础疾病、内分泌紊乱、社会心理等因素相关。女性进入更年期后，卵巢功能呈现衰退趋势，导致女性体内性激素水平发生明显变化，如 FSH 显著升高，雌激素水平早期正常或轻度升高，然后显著下降。正是由于性激素水平波动，女性出现性唤起障碍、性厌恶、性欲低下等表现，同时雌激素水平降低，使得女性内外生殖系统处于萎缩状态，阴道上皮层变薄，缺乏弹性，阴蒂皱缩，阴道黏液分泌量下降，阴道 pH 值升高，致使阴道敏感度降低，阴道炎频发，进而引起阴道充血干涩。这些改变均可能与性生活疼痛、性交困难、性高潮障碍有关。此外，除了生理上的明显改变，更年期女性处于角色转换阶段，容易出现一些不良的社会心理问题。研究发现，紧张焦虑、情绪波动较大等因素均与性功能障碍的发生存在密切关联，同时在研究过程中还发现若更年期使用抗抑郁药物，会增加性功能障碍的发生风险。

但更年期性功能障碍并非无有效治疗方法。首先建议到医院进行更年期健康管理评估，在医生指导下选择治疗方法，如使用保湿剂、雌激素治疗、生物反馈联合电刺激及激光治疗等物理疗法，帮助女性改善性功能情况。总之，更年期也能享受"性"福生活！

（刘晓芳）

64 什么是盆底功能障碍性疾病？

盆底肌指封闭骨盆出口的肌肉和筋膜组织，尿道、阴道、直肠经此贯穿而出。盆底肌的功能：一是为盆腔器官提供支撑，二是协助排尿和排便，三是性功能。

盆底功能障碍性疾病是由盆底支撑韧带、肌肉、筋膜损伤导致盆腔器官功能紊乱的一系列疾病，主要包括盆腔器官脱垂（包括子宫脱垂、膀胱脱垂、阴道前后壁膨出）、尿失禁（包括压力性尿失禁、急迫性尿失禁、混合性尿失禁）、膀胱过度活动、性功能障碍、排粪障碍、慢性盆腔痛等。

妊娠和分娩是独立的危险因素，其他危险因素包括衰老、肥胖、结缔组织异常疾病、绝经状态、慢性便秘、慢性咳嗽等。其中肥胖、慢性便秘和慢性咳嗽是可干预的，应以健康

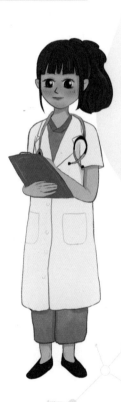

教育来预防器官脱垂的发生。尽管阴道分娩尤其是产钳助产是发生器官脱垂的高危因素，但是剖宫产术并不能完全预防远期盆底功能障碍性疾病的发生，不能因此而选择剖宫产，拒绝阴道分娩。

盆底功能障碍性疾病的治疗包括非手术治疗和手术治疗，针对不同疾病类型和严重程度选择不同的治疗方式。

（1）生活方式干预：控制体重、戒烟、减少含咖啡因饮料的饮用、生活起居规律、避免强体力劳动、避免增加腹压的体育活动等。

（2）膀胱训练：改变排尿习惯，调节膀胱功能。

（3）盆底肌训练：又称为凯格尔运动（Kegel运动）。

（4）盆底康复：主要指盆底电刺激、生物反馈、盆底磁刺激、射频治疗等物理疗法。

（5）手术治疗：对非手术治疗效果不佳、依从性不好、严重影响功能的盆底功能障碍性疾病，可选择手术治疗。

（杨盛琼）

65 不能控制小便，一有尿意就要流尿，是什么原因？

身边有些女性总是说"我憋不住尿""我没来得及到卫生间就尿裤子了"，不敢出远门，走到哪里都要先把厕所找到，以防尿急的时候会憋不住。有些老年人说这是正常的，是生孩子的时候月子没坐好。

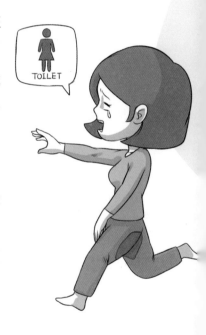

不！这是一种病——急迫性尿失禁（UUI）。什么是急迫性尿失禁呢？急迫性尿失禁是指有强烈尿意后，尿液不能由意志控制而经尿道口漏出。急迫性尿失禁分为运动型急迫性尿失禁和感觉型急迫性尿失禁。中国成年女性急迫性尿失禁发病率为2.6%。急迫性尿失禁的病因主要有以下三种：膀胱出口梗阻、神经系统疾病、原因不明的特发性逼尿肌不稳定。

急迫性尿失禁的治疗应采取循序渐进的原则，针对病因治疗，为尽快缓解症状，在病因治疗的基础上，可同时对症治疗。感觉型急迫性尿失禁是原发疾病的一种症状，有时为中枢或外周神经系统疾病所致，应首先采取病因治疗，待原发疾病治愈后，尿失禁可随之好转或治愈。运动型急迫性尿失禁治疗包括非手术治疗和手术治疗。非手术治疗：①针对病因治疗，如解除膀胱出口梗阻等。②药物治疗，常用抗胆碱能药物、前列腺素合成抑制剂以及三环类抗抑郁药。③膀胱训练，患者有意识地主动抑制膀胱的收缩，增加膀胱的容量。方法一：白天多饮水，尽量憋尿，逐渐延长排尿间隔时间，入夜后不再饮水，必要时服用镇静安眠药。方法二：定时排尿，治疗期间详细记录排尿日记，包括饮水时间和饮水量，每次排尿的具体时间和排尿量。目标为达到排尿间隔为3~4小时。膀胱训练疗效好、方便、无费用产生，但需要坚持半年以上甚至更久。④盆底磁刺激、盆底电刺激、生物反馈治疗等。以上治疗无效、病情特别严重的患者可考虑手术治疗。

（杨盛琼）

"笑尿了"是病吗？

　　"笑尿了"是一种被称为"社交癌"的病，在医学上称为压力性尿失禁，是指喷嚏、咳嗽、大笑或运动等导致腹压增高时尿液不自主地自尿道口漏出，但不是由憋尿肌收缩或膀胱壁对尿液的张力所引起。特点是正常状态下无遗尿，腹压突然增高时尿液自动流出。中国成年女性压力性尿失禁的患病率高达18.9%，在50~59岁年龄段患病率最高，为28.0%。

　　哪些因素容易引起压力性尿失禁？①年龄：随着年龄增长，尿失禁患病率逐渐增高，与盆底松弛、雌激素减少和尿道括约肌退行变有关。②生育：与生育的胎次成正相关，还与生育年龄过大、产时手术助产（使用产钳、胎头吸引）、巨大儿分娩等有关。③盆腔器官脱垂：压力性尿失禁与盆腔器官脱垂紧密相关，二者伴随存在。妊娠和分娩时盆底肌的损伤及绝经后雌激素水平降低是独立危险因素。④其他：肥胖、慢性咳嗽、便秘、吸烟、长期进食含咖啡的饮料、遗传因素等。

压力性尿失禁怎么治疗呢？治疗方法有非手术治疗和手术治疗。非手术治疗：①生活方式干预，包括控制体重、戒烟、减少饮用含咖啡因的饮料、避免或减少腹压增加的活动。②治疗慢性咳嗽、便秘等引起腹压增高的疾病。③盆底肌训练：是尿失禁患者的一线治疗方案，应达到相当的训练量，持续3个月或更长时间才可能有效。方法：持续收缩盆底肌（即提肛运动）不少于3秒，松弛休息2~6秒，连续做15~30分钟，每天重复3遍；或每天做150~200次提肛运动。④物理康复治疗，如盆底电刺激、生物反馈、盆底磁刺激、射频治疗等，通过增加盆底肌肉力量、提高尿道闭合压来改善控尿能力。30%~60%轻、中度压力性尿失禁经非手术治疗能改善症状，轻度压力性尿失禁能治愈。⑤药物治疗可减少患者的漏尿次数，改善生活质量。手术治疗：有一定的创伤，并且存在术后排尿困难、尿急、器官损伤等风险，适用于中、重度非手术治疗效果不佳、依从性不好的人群。

（杨盛琼）

67 慢性盆腔痛到底是什么病？

您是否在绝经数年后的某一天开始感觉下腹隐隐作痛？不是特别痛，但似乎永不消失，总困扰您的生活。您也曾就医，可能被诊断为慢性盆腔痛（CPP），您是否非常想知道这到底是一种什么病？

慢性盆腔痛是指盆腔相关结构出现的慢性或持续性疼痛，持续时间至少6个月，通常伴随下尿路、性功能、消化道、盆底或妇科功能障碍和消极的认知、行为、性和情绪变化。疼痛部位在盆底、脐平面以下、腰骶或臀部。

慢性盆腔痛的病因复杂。导致慢性盆腔痛的疾病主要有：①生殖系统疾病，包括子宫内膜异位症、盆腔炎性疾病、盆腔粘连、盆腔静脉瘀血综合征、外阴疼痛综合征等，其他与分娩有关的产伤、子宫平滑肌瘤、输卵管脱垂、妇科恶性肿瘤等也可引起慢性盆腔痛。②泌尿系统疾病，如间质性膀胱炎、膀胱疼痛综合征、复发性泌尿系感染、尿道憩室、膀胱肿瘤、慢性尿道综合征等。③消化系统疾病，如肠易激综合征、炎性肠病、憩室性结肠炎、慢性肛门疼痛综合征等。④骨骼肌肉系统疾病，15% 的慢性盆腔痛患者有盆底肌筋膜疼痛综合征、躯体形态异常、耻骨炎、尾骨疼痛和背部疼痛等。⑤神经系统疾病，如阴部神经痛、髂腹股沟神经痛、生殖骨神经痛等。⑥精神心理问题，慢性盆腔痛患者常伴焦虑、抑郁和睡眠障碍等精神心理问题，有心理异常者高达 67%，其中人格障碍者占 31%~59%，伴有抑郁和焦虑者占 40%~60%。

腹痛仅是一种临床症状，疼痛原因可能涉及多个器官，检查包括体格检查、血常规、尿常规、肝肾功能、B 超检查等。更年期女性盆底肌功能失调是引起慢性盆腔痛的常见原因，也是最容易被忽视的原因。对于盆底肌活动减弱相关的压力性尿失禁、盆底肌过度活动相关的外阴痛、膀胱疼痛综合征、性交痛、盆底肌筋膜疼痛综合征等引起的腹痛，单一药物治疗往往难以取得理想的效果，联合盆底肌训练和盆底康复治疗可以恢复正常的盆底肌功能，从而缓解疼痛。盆底康复治疗包括生物反馈、盆底电刺激、盆底磁刺激及肌筋膜手法治疗。

综上所述，更年期女性腹痛在排除盆腔炎、尿路感染等病因后，应考虑盆底肌功能障碍引起的疼痛，进行精准的个体化治疗。

（张丹）

68 走着走着，外阴有东西掉出来是怎么回事？

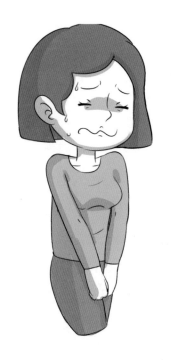

有这样一群人，她们年纪往往偏大，曾经是她们那个年代的"英雄妈妈"。而她们常常诉说同一个症状："走着走着，外阴有东西掉出来。"这是怎么回事呢？

其实，这是盆腔里面的器官顺着薄弱的阴道腔隙掉出来了。老百姓俗称"掉尿泡"。实际上能够掉出来的不仅仅是尿泡（膀胱），还有我们的衣胞（子宫），甚至直肠组织等，这统称为盆腔器官脱垂。

我们首先从医学的角度来了解一下什么是盆腔器官脱垂。

盆腔器官脱垂指由盆底肌肉和筋膜组织异常造成的盆腔器官离开原来的位置向下而引发的器官位置异常及功能障碍。其主要症状为阴道口肿物脱出，可伴有排尿、排便和性功能

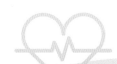

障碍，不同程度地影响患者的生命质量。

这个时候，大家可能要问了：什么情况下或者说什么因素会导致盆腔器官脱出来呢？ 我们的盆底肌、筋膜及韧带就像"吊床"一样将膀胱、子宫、直肠等器官承托起来。导致盆腔器官脱垂的原因是多方面的。年龄大与分娩是两个不可避免的高危因素。也就是说，随着年龄的增长，盆腔组织韧带结构变得薄弱，对盆腔器官的承托作用减弱。而多产及阴道分娩则会进一步减弱承托作用，导致脱垂的发生。一些加重腹压的因素如肥胖、慢性便秘、慢性咳嗽等在盆腔器官脱垂的进程中也扮演重要角色。如果说年龄与分娩我们无法避免，那么减重及治疗慢性病则是我们可以积极采取的措施。

临床上，我们按严重程度将盆腔器官脱垂分为轻、中、重度。轻度往往没有临床症状，而中、重度则会出现外阴有肿物掉出来，或伴有腰部疼痛、下腹及外阴部坠胀、漏尿、阴道漏气等症状。这样看来，即使没有临床症状，女性也可能已经处于轻度的盆腔器官脱垂状态。定期的盆底功能评估可以帮助及早发现问题，加上正确的盆底肌锻炼可以有效预防盆腔器官脱垂，提高女性的生活质量。

（刘晓芳）

69 更年期女性皮肤有什么特点?

生理机能衰退、适应性和抵抗力减弱以及皮肤营养障碍、饮食和环境改变等多种因素,共同导致更年期女性皮肤干燥、松弛、失去弹性和光泽、变薄、色斑增多等问题。

(1)皮肤干燥,失去原有的弹性。步入更年期以后,雌激素水平明显下降,由于皮肤的皮脂腺分泌异常,皮肤往往会出现干燥、缺水的现象,脸色也比较暗淡,皮肤失去原有的光泽和弹性,显得苍老。

(2)皮肤松弛,失去原有的水润。进入更年期以后,除了面部皮肤会失去原有的光泽和弹性,还会出现皮肤松弛的现象,特别是颈部的皮肤会变得更加松弛,皮肤也会变薄,甚至可以看到一些比较明显的毛细血管,皮肤的锁水能力会明显下降,出现皱褶和干枯的现象,皮肤屏障功能也下降,受伤后不易愈合。妇女绝经后,雌性激素分泌减少,从而影响皮肤的充实度和弹性。

（3）皮肤有色斑，失去原有的光泽。更年期以后，卵巢功能衰退，不仅性欲减退，而且皮肤也会变得失去光泽，脸部、手背、前臂等处长有一些色斑、黑斑、雀斑、黄褐斑等。

（4）皮肤敏感，失去原有的感知。进入更年期以后，皮肤的感觉功能和骨骼肌肉系统也会出现一些异常的变化，比如出现皮肤刺痛、瘙痒、烧灼感、酸痛、酸麻等异常的感觉。

（贺晓春　唐英）

70 导致更年期女性皮肤衰老的原因有哪些？

随着更年期的到来，雌激素水平逐渐降低，雌激素失衡，女性皮肤结构和机能衰退，适应性和抵抗力减弱，产生皮肤营养障碍等；再加上环境改变、烟酒刺激、饮食不当、缺乏锻炼、化妆品使用不当、睡眠不足、水分补充不足等，导致更年期女性皮肤衰老。让我们一起来寻找为什么比别人更容易衰老的原因吧。

（1）内分泌因素：更年期女性卵巢功能衰退，雌激素减少，皮肤变薄，表皮细胞增生率下降，皮肤的血流量、上皮胶原合成少，皮肤弹性降低，皮肤组织的再生能力变差，皮肤免疫力减退，易衰老。

（2）营养因素：由于咀嚼不良和胃肠功能衰弱、营养失调，或饮食中缺乏蛋白质和各种微量元素、维生素、矿物质，皮肤易老化。

（3）精神因素：长期工作压力大，生活应激事件发生，紧张、焦虑、失眠，缺乏积极的心理调适，用脑过度、思虑过多、心情烦闷，使皮肤易老化。中医认为人体衰老与五脏衰弱、气血失和有关，精神压力可导致肾精虚弱、气虚血淤、心肺不足，出现肌肤失养、肌肤枯槁的征象。

（4）生活习惯：喜食辛辣刺激食物、水分摄入不足、作息不规律、熬夜、过度疲劳、抽烟、嗜酒等不良的生活习惯，影响皮肤的光泽度，增加皮肤的衰老速度。

（5）皮肤保养不当：缺乏对皮肤的管理，采用错误的护肤方法，过度去角质层，不恰当使用化妆品均易使皮肤老化。

（6）药物因素：不恰当使用对皮肤有毒副作用的药物，比如长期滥用激素类软膏等，易使皮肤老化。

（7）环境因素：阳光暴晒、风吹雨淋、海水侵蚀、粉尘污染、接触农药、吸二手烟等，均可导致皮肤逐渐老化。

（8）健康因素：肾病、肝病、妇科病、胃肠功能紊乱、血液疾病、慢性消耗性疾病等，导致皮肤营养障碍，使皮肤过早老化。

（贺晓春　唐英）

71 更年期女性如何进行日常皮肤保养？

更年期女性皮肤保养主要从以下两个方面着手：一是药物治疗，针对更年期女性雌激素断崖下降，根据自身状况，在专科医生的指导下进行激素治疗或是利用中医传统方法补益气血、滋补肝肾，以达到调节内分泌的目的。二是皮肤日常保养，根据自身皮肤特点，选择适合自己的保养护理方法，目的是使皮肤细胞活跃，预防皮肤老化。药物治疗当然要选择正规医院的专业医生，遵医嘱进行治疗；日常皮肤保养主要靠自己积极主动去做。

（1）精神调养：精神调养对人的健康和皮肤保健有重要作用。情志的稳定与否不仅影响神经－体液－内分泌系统，还影响全身皮肤的营养代谢。情志，在一般情况下是人对外界的正常反应，但是突然、强烈或持久的情志刺激，对皮肤美容的影响是非常大的。心情愉快则营卫通利，气血畅、经络通，皮肤营养有度，代谢有常，光泽少皱，神采奕奕。情志不遂，最易影响脏腑气机和气血运行，加重皮肤失养。所以更年期女性应时刻保持愉悦的心情，有效控制自己的情绪，始终保持平衡的心理状态。这样不仅对皮肤保养有重要作用，而且对健康也起着不可估量的作用。

（2）科学饮食：科学饮食既是身体健康的保障，又可以美容养颜。更年期女性要保证每天摄入均衡营养，少食高脂肪、高蛋白的酸性食物，多食新鲜瓜果蔬菜、菌藻类碱性食物以及粗粮、豆制品等，补充机体所需的维生素C、维生素E及各种微量元素，如铁、镁、碘、硒、锌、钙、磷等，均可以保持皮肤的光泽度和滋润度。

（3）皮肤清洁：更年期女性应当注意皮肤的清洁卫生，

早晚要认真清洗面部，尤其是晚上，可用洗面奶或蛋清进行按摩清洗。

（4）湿热敷：湿热敷可以促使皮肤毛细血管扩张，血液循环加速，皮肤角质层水分增加，促使皮肤表面的皮屑及病原微生物脱落，从而使皮肤变得柔软细腻，对有皱纹、色斑以及干燥松弛性皮肤效果较好。

（5）补水防晒：更年期女性皮脂腺、汗腺分泌减少，皮肤会变得干燥，出现皱纹。此外，紫外线也会伤害皮肤，导致皮肤细胞受损，出现皮肤光老化。因此补水防晒十分重要。

（6）皮肤按摩：皮肤按摩适合于干性、油性以及松弛性皮肤。面部按摩可以促进血液循环和新陈代谢，从而减少皱纹，紧致皮肤，增强皮肤弹性。

（7）在条件许可的情况下，力求生活规律化，不要过于劳累和过于紧张：注意饮食结构合理，保持精神愉快，适时进行体育锻炼。足够的睡眠以及和谐的夫妻生活也是更年期皮肤保养不可忽视的一个方面。更年期女性也可以借助现代美容仪器进行光子治疗，这也是一种不错的皮肤保养方法。

（贺晓春　唐英）

72 更年期如何"吃"出美丽？

更年期女性由于性激素减少及代谢紊乱，容易出现体内脂肪堆积、身体发胖、血脂增高、血管硬化、骨骼肌减少、骨量丢失增加等健康问题，健康和美丽都受到严重的冲击。合理营养膳食能预防或延缓更年期症状，保持身体健康，让你"吃"出美丽。

（1）补充维生素 A：维生素 A 是天然黏膜保护剂，对卵巢、子宫等有很好的保护作用，可以延缓衰老。含有维生素 A 的食物有鸡蛋、肝脏、深绿色和黄绿色蔬菜、胡萝卜、木瓜等。

（2）补充维生素 B：维生素 B 可以让心情变得平和。富含维生素 B 的食物很多，比如肝脏、全谷类、小麦胚芽、牛奶、肉类、豆类等。

（3）补充植物性激素：更年期女性卵巢功能衰退，雌激素水平降低，衰老加速。要想延缓衰老，建议多补充豆制品等。

（4）补钙：更年期女性雌激素水平下降，钙大量流失，缺钙不仅影响骨骼健康，还会影响神经系统，导致睡眠障碍、情绪不稳等。因此，更年期女性要增加钙的摄入。含钙的食品有牛奶、坚果类、豆腐、海带等，也可以选用营养素钙直接补充。

（5）补充胶原蛋白：胶原蛋白可以使皮肤变得光滑白嫩，随着年龄的增长，身体中的胶原蛋白会逐步流失。所以适量补充胶原蛋白，皮肤才会变得白嫩光滑。含有胶原蛋白的食物有猪蹄、鸡皮、鱼皮等。

（贺晓春　唐英）

73 更年期女性常见的皮肤问题有哪些？

更年期女性由于皮肤代谢、营养改变，可能发生哪些皮肤问题呢？

（1）湿疹、皮肤光老化：更年期女性由于体内激素水平下降和皮脂腺、汗腺分泌减少，皮肤会变得干燥、粗糙、脱屑，出现皱纹。皮肤屏障功能被破坏，皮肤变得敏感，容易出现湿疹之类的皮肤病。此外，紫外线也会伤害皮肤，导致皮肤细胞受损，出现皮肤光老化。

（2）黄褐斑：体内激素水平失调或是长期情志不畅往往会使更年期女性面部出现黄褐斑。长期暴露在紫外线环境中，也会导致黄褐斑、老年斑、晒斑等色素沉着性皮肤病。

（3）痤疮：更年期女性体内激素水平迅速下降以及各种不当化妆品或是不当美容方法，均会引发痤疮。

（4）脂溢性角化：随着年龄的增加、生理机能的减退以及长期的太阳光暴晒等，更年期女性皮肤尤其是暴露部位常常会出现脂溢性角化性斑块，影响美观。

（5）皮肤瘙痒：皮肤的皮脂腺、汗腺分泌减少，往往会使皮肤干燥、脱屑，甚至瘙痒。

（6）皮肤白斑：皮肤白斑与皮肤黑色素细胞数目减少或是某些代谢性疾病有关。

（7）神经性皮炎：神经性皮炎和精神神经因素有着十分密切的关系，情绪变化、精神紧张，导致大脑皮层调节神经功能紊乱，皮肤可出现阵发性瘙痒、苔藓样变等神经性皮炎的表现。

（8）皱纹增多：到了更年期，皮肤的颜色、光泽以及饱满程度都会受到很大的影响，皱纹增多，这是皮肤衰老的表现。

（贺晓春　唐英）

74 更年期女性遇到皮肤问题怎样处理？

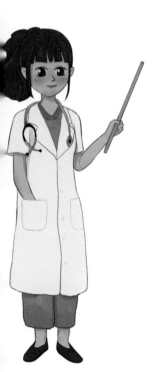

皮肤是人体最大的器官。皮肤问题是常见健康问题，中国皮肤病患病率高达40%~70%。更年期女性因年龄增长、皮肤老化、免疫功能降低、基础疾病等原因，皮肤问题更加突出。更年期女性常因皮肤瘙痒、干燥、疼痛、皮疹等症状感受到痛苦，影响生活质量，容易产生心身困扰。因此更年期女性遇到皮肤问题时要正确处理。

（1）主观重视，正确就医，遵医嘱治疗。

（2）不要慌张，不听信诱骗，不要被忽悠到不正规场所遭蒙骗。

（3）夫妻信任，切忌猜疑，如有传染性皮肤病，夫妻同治，共同关心，早期治愈。

（贺晓春　唐英）

75 更年期女性皮肤瘙痒怎么办?

更年期皮肤瘙痒是以瘙痒为主要表现而无原发皮损的皮肤病,为神经功能障碍性皮肤病。随着年龄增长,肾气由盛渐衰,气血日趋不足,机体阴阳平衡失调,自身抵抗力逐渐下降,常因瘙痒影响睡眠和情绪。那更年期皮肤瘙痒的主要原因有哪些呢?又该如何治疗呢?让我们一起来看看。

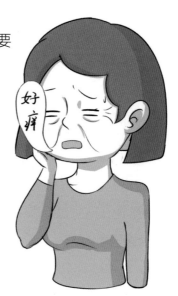

(1)更年期皮肤瘙痒的主要原因:生理因素和病理因素。生理因素为内分泌失调、皮肤功能衰退等。病理因素则与自身的某些疾病相关,如甲状腺异常、糖尿病、习惯性便秘等。

1)内分泌失调:使人们的皮肤变得松弛、干涩、弹性降低而出现瘙痒。

2）皮肤功能衰退：人体衰老所致的皮脂腺功能减退、皮肤干燥等是引发更年期皮肤瘙痒的常见原因。

3）皮肤敏感性增加：皮肤是过敏与炎症的频发位点，衰老促使皮肤抵抗力下降，极易过敏，过敏会使皮肤红肿、瘙痒。

（2）更年期皮肤瘙痒的治疗方法：更年期女性出现皮肤瘙痒时，首先要查找原因，根据原因到正规医院进行针对性的治疗。其治疗方法主要包括以下几个方面。

1）激素补充治疗：经过检查评估，遵循医生建议进行激素补充治疗，可以解决更年期皮肤瘙痒带来的不适问题。

2）药物或润肤剂治疗：更年期皮肤瘙痒轻者可以通过涂擦润肤剂缓解，重者可以通过涂擦激素类软膏甚至口服抗组胺药物治疗。

3）加强锻炼：运动可以加速血液循环，增加皮肤皮脂腺分泌及代谢，延缓皮肤衰老，有利于皮肤健康。

4）积极治疗原发疾病，比如糖尿病、甲状腺疾病、肝脏疾病等，这些疾病都会伴随皮肤瘙痒，只有从源头上解决问题，才能从根本上解决皮肤瘙痒问题。

5）饮食及生活调护：饮食清淡有营养，少食或忌食辛辣、刺激性食物，如辣椒、咖啡、茶等，多食蔬菜水果，补充足量维生素和钙剂，这样可减轻或避免皮肤瘙痒。平时洗澡时水温不宜太高，以不感冒为度，少用香皂、肥皂、沐浴露等碱性洗涤产品，不要过度揉搓皮肤，洗后应注意保湿润肤，可根据肤质选择适合自身的身体乳。

（贺晓春　唐英）

76 更年期女性常见的视力问题有哪些？

随着年龄的增长，眼球晶状体的弹性和透明度会下降，泪液成分会发生改变，眼内压可能增高。所以女性进入更年期后，会逐渐出现视力减退、眼睛干涩、眼部胀痛等问题。

（1）老花眼：是更年期常见的视力问题，当感觉视近物困难，阅读时需要拿远才能看清楚，用眼易疲劳等时，应及时去验光配镜。

（2）白内障：是更年期常见疾病，因为晶状体混浊，出现视物模糊、视物变黄变暗、单眼多视、眩光、色觉异常、昼盲或夜盲等。若发现渐进性视力下降，考虑白内障，应到眼科检查。

（3）青光眼：更年期女性若出现眼胀眼痛、视力明显下降、暗处或大量饮水后头痛、早晨用眼吃力、情绪激动时视线模糊、夜晚看灯出现虹视、看东西的范围逐渐缩小等，应考虑是否有眼内压增高导致的视神经进行性损伤，以及青光眼的征兆。青光眼是致盲性眼病，应及时到眼科诊治。

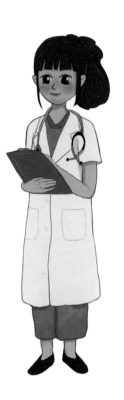

（4）干眼症：更年期女性若出现眼部异物感、眼干、眼红、畏光、流泪、烧灼感、针刺感、视物模糊、频繁眨眼等，应考虑是否有干眼症，应及时到眼科诊治。

（5）老年性黄斑病变：更年期女性若出现视力下降、视物变形、眼前暗点、看东西清晰度下降（对比敏感度下降）、视物昏暗、颜色改变等，应及时到眼科诊治。

（贺晓春　唐英）

77 更年期女性如何做好眼保健？

更年期女性容易出现老花眼、白内障、青光眼等视力问题，因此做好眼保健至关重要，我们需要保持良好的眼保健习惯。

（1）保持良好的生活习惯：避免长时间看电视、看书、看手机等，经常到户外放松眼睛，预防眼部干涩和视疲劳等不适。眼部湿热敷，例如热毛巾捂眼、热水杯蒸汽浴眼部，可以增加双眼局部的温度和湿度，改善干眼症状。

（2）均衡营养，合理膳食：避免过食辛辣食品、酒精或咖啡因等。多食富含叶黄素的食物，比如胡萝卜、玉米、菠菜、绿叶蔬菜等，保护视网膜，减少眼部疾病发生，延缓眼睛老化及退化。

（3）养成良好的睡眠习惯：更年期女性尽量定时起居，避免熬夜，不追剧，睡前不看书，卧室环境应安静舒适，保持适宜的光线和温度。

（4）坚持做眼保健操：眼保健操是根据中国古代医学推拿、经络理论，结合体育医疗运动医学而成的按摩法，每天1~2次，随着音乐口令按揉攒竹穴、睛明穴、四白穴、太阳穴、风池等穴位，以及刮上眼眶、揉捏耳垂、脚趾抓地。通过按摩眼部穴位，调整眼及头部血液循环，放松眼部肌肉，使眼内气血通畅，改善神经营养，减轻和预防视疲劳。

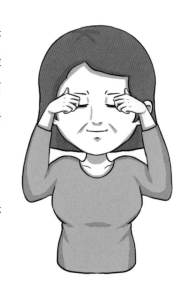

（5）进行眼部运动训练：进行眨眼、转动眼球、搓热手心捂眼等活动，每天2次。双手相搓12次，搓热手心，捂住双眼，眼球左右上下有节律转动和眨眼12次，重复8个节拍。

（6）定期做眼部检查：如果有高度近视（-6.00D以上）或青光眼家族史，有高血压、糖尿病病史，建议每年做一次眼部检查，尤其需要检查眼底情况。这类人群容易出现视网膜及视神经病变，且在疾病早期可能完全没有感觉，等到发现的时候已经"偷光了"你的视力，且这些疾病不可逆，视力一旦损害，即使治疗后也不可能回到从前。

（7）正确佩戴老花眼镜：当感觉看近模糊，阅读不持久，易视疲劳，眼部酸胀不适时，应该到医院眼科正确验光。我们每个人的基础屈光度不一样，瞳距不一样，所以老花镜也是因人而异的，到医院进行科学合理的验光，才能配一个适合你自己的老花镜，减少视疲劳。

（贺晓春　唐英）

78　什么是耳鸣，有哪些危害？

耳鸣是指在没有相应外界声刺激的情况下，主观上对声音的感知。

划重点：无声源，有声感。

耳鸣本身并不是一种疾病，它是一些疾病的症状。人可以出现生理性耳鸣，当耳鸣超过了生理限度，就称为症状性耳鸣。听力下降的患者伴发耳鸣，耳鸣往往是听力系统障碍或者紊乱的一种症状表现。

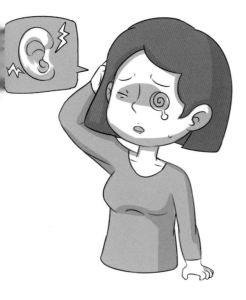

随着人们生活节奏、生活方式及生活环境的改变，耳鸣的发病率正逐渐升高，并严重困扰患者生活、工作和休息。我国大约有10%的人出现过耳鸣，其中耳鸣严重到影响生活、睡眠质量、记忆力、精神集中度的患者占耳鸣人群的2%，0.5%的耳鸣患者因为严重耳鸣自觉残疾。耳鸣可发生于儿童，且患病率随着年龄增长而增加，男性多于女性。

耳鸣虽然不是一种具有生命危险的疾病，但这种症状带来的负面影响却往往很大。把耳鸣称作"寂静"杀手有两层意思：一是往往越安静，耳鸣声越大；二是尽管耳鸣患者觉得自己的世界吵死了，而对于别人来说却是无声的。

耳鸣的危害如下。

（1）影响睡眠：耳鸣在夜深人静时越发严重，持续的声响使人入睡困难，即使入睡，睡眠也特别浅，令人烦躁不安，辗转难眠。

（2）影响工作：耳鸣会严重影响人的注意力，导致工作效率下降。患者要忍受耳鸣带来的巨大痛苦，却常常不能被人理解，使得对工作和学习也逐渐失去兴趣。

（3）影响情绪：长期耳鸣会引起心烦意乱、担心忧虑、焦急抑郁等不良情绪，达到难以忍受的程度。有人宁愿听不见任何声音也不要再耳鸣。

（4）影响人际关系：听不清别人讲话，交谈时经常需要对方重复，会逐渐被有意疏远，或是背后被人议论，往往会严重影响日常人际交往。如果总是得不到外界的理解和帮助，容易变得性情急躁、好发脾气。耳鸣患者还常常存在社交恐惧、适应障碍等问题。

（5）造成神经衰弱：耳鸣与人的不良情绪（忧郁、焦虑不安）和压力以及疲劳密切相关。长期耳鸣的人会出现神经衰弱的症状，多伴有头痛、头晕、多梦等。

（6）心理压力：耳鸣似乎是身体抱恙的警钟。严重的持续性耳鸣让人感到有什么灾难性病变要到来，产生一种极为恐惧的心理，有着极大的心理压力，极端严重的甚至会产生自杀倾向。

（刘海兵）

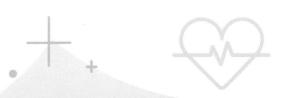

79 更年期耳鸣该怎么办，激素治疗有效吗？

更年期女性有可能出现耳鸣，但由于每位女性的个人体质不同，更年期耳鸣的发生概率因人而异。体质、心态较好，情绪平稳的女性，可能不会出现耳鸣。如果女性更年期出现耳鸣，多考虑与以下因素有关。

（1）激素水平变化：更年期雌激素水平明显下降，可能会导致部分女性内环境紊乱，引起耳部以及脑组织细胞供血不足，从而出现耳鸣。

（2）神经功能紊乱：更年期内分泌紊乱以及身体的变化，会给女性情绪造成较大的影响，女性可能会出现焦虑、抑郁情绪。这些不良情绪会影响女性的休息质量，影响神经的自我调理功能，从而引发耳鸣症状。

（3）机体免疫力下降：雌激素对于女性而言具有一定的保护作用，更年期雌激素水平下降可能导致女性的机体免疫力下降。机体免疫力下降使细菌等病原体容易突破耳部的防御屏障，侵入耳道内引发外耳道炎、中耳炎等耳部感染性疾病。耳部感染性疾病对内耳神经以及鼓膜的刺激，同样可以引发耳鸣。

耳鸣虽然与衰老有关，但通过正确的饮食调理，也可以收到良好的预防效果。多吃含铁丰富的食物，根据我国不同年龄段对铁的需求量标准，45岁以上的人群不分男女，每天铁的摄入量不应少于12毫克。多补充含锌丰富的食物。多吃富含维生素C、维生素E的蔬菜、硬干果。维生素C、维生素E能提高超氧化物歧化酶的作用，提高人体对氧的利用率，改善末梢血流量，对内耳起保护作用。多吃有活血作用的食物，扩张血管，改善血液黏稠度，有利于保持耳部小血管的正常微循环。此外，还要注意少吃过甜、过咸、含胆固醇过多、纤维素过少的食物，这些食物可导致高血压、动脉硬化、糖尿病，引发内耳血管病变从而加速老年人耳鸣、耳聋的进展。

更年期女性思想上要重视，调整生活方式：戒烟戒酒，均衡饮食，补钙及维生素D，多晒太阳，适当运动，避免外伤，定期进行体检，做好乳房监测；积极治疗各种合并症，包括高血压、糖尿病等；培养广泛兴趣，保持平和心态。最重要的是，如果有激素治疗适应证且没有禁忌证，应在医生指导下尽早开始激素治疗。目前，激素治疗已得到普遍认可，不

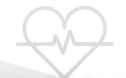

仅可以缓解更年期相关临床症状，还可以降低远期相关疾病的风险，达到提高生活质量的目的。

在此，我们倡导更年期女性在平时的工作、生活中，一定要时刻注意保养好自己的身体，多锻炼及做好耳部保健工作。若已经出现耳鸣等症状，应及时采取积极有效的方法治疗。

（刘海兵）

80 更年期女性口腔会发生哪些变化？

据研究，大约 43% 的绝经后妇女有口腔不适症状，最常见的是口腔干燥、唾液减少、口腔灼热感、味觉障碍、对口腔疼痛耐受性改变以及对使用可取戴假牙的耐受性降低。发生的原因：雌激素受体也存在于口腔黏膜中，雌激素会以与阴道黏膜相似的方式影响口腔黏膜。雌激素缺乏会影响口腔黏膜上皮的成熟过程，并可能导致其变薄和萎缩，使其更容易受到局部机械损伤，从而导致更年期女性对口腔疼痛耐受性的变化以及使用可取戴假牙的耐受性降低。更年期女性更易患念珠菌病、灼口综合征、口腔扁平苔藓（OLP）等疾病。此外，唾液腺也依赖激素，雌激素水平降低会导致唾液

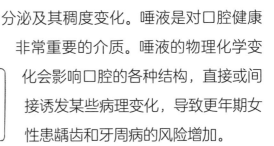

分泌及其稠度变化。唾液是对口腔健康非常重要的介质。唾液的物理化学变化会影响口腔的各种结构，直接或间接诱发某些病理变化，导致更年期女性患龋齿和牙周病的风险增加。

这一时期女性心理也发生重要的变化，这会导致其对口腔变化或疾病的感知出现异常。口腔不适往往会对患者的情绪状态产生巨大影响。因此，更年期女性更应接受妇科医生和牙医的特殊预防和治疗护理。

（王洪萍）

81 更年期女性怎样进行口腔保健？

更年期女性应定期在牙医处进行口腔检查，定期洁牙，由牙医进行口腔卫生的个性化指导，这对预防龋齿和牙周病极为重要。严重的龋齿和牙周病是导致牙齿丧失的主要原因，据研究，更年期女性牙周病发病率更高且更严重。

更年期女性禁止使用含有酒精的漱口水和含有美白剂的牙膏，它们会刺激口腔黏膜并加重口干的症状。建议清淡饮食，少食辛辣食物、甜味碳酸饮料和酒精以及质地较硬的食物，这些食物可能更容易损伤敏感的口腔黏膜。建议在口腔黏膜局部涂抹天然保湿制剂，如亚麻籽油、月见草油，因其具有舒缓作用。还可以使用人工唾液制剂，保持口腔湿润，并加强对食物残渣的冲刷作用，以降低龋齿的发病风险。

如果口腔存在对局部预防和治疗不敏感的疾病，建议进行妇科会诊以评估是否需要实施绝经后激素补充治疗。

（王洪萍）

82 怎么判断月经紊乱?

月经是指伴随卵巢周期性变化而出现的子宫内膜周期性脱落及出血。规律月经是生殖系统功能成熟的重要标志。

要判断月经紊乱，就需要了解正常月经的相关概念。

（1）月经周期：正常月经具有周期性。出血第一日为月经周期的开始，两次月经第一日的间隔时间为一个月经周期，一般为 21~35 天，平均 28 天。

（2）经期：每次月经的持续时间称为经期，不超过 7 天称为经期正常。

（3）经量：为一次月经的总失血量，一般为 20~60 毫升，自觉经量没有增多或减少为正常。

（4）周期规律性：月经周期规律性指近 1 年的周期，是月经紊乱的重要参考依据。月经周期波动范围小于 7 天称为规律月经。

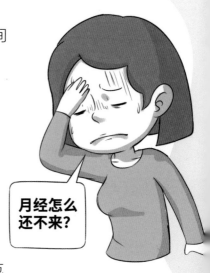

月经怎么还不来？

有任何 1 项与正常月经不一致即为月经紊乱。月经周期小于 21 天称为月经频发，超过 35 天称为月经稀发，月经停止 6 个月或按自身原有月经周期计算停止 3 个周期以上者考虑闭经。经期超过 7 天称为经期延长。自觉经量多，影响生活质量称为经量过多，自觉经量较以往减少，呈点滴状，称为月经过少。近 1 年的月经周期的变化大于或等于 7 天称为不规律月经。更年期女性发现月经紊乱应及时就医。

（付天明　陈慧）

83 更年期月经紊乱有哪些常见原因?

　　月经紊乱是更年期的常见症状,医学上称为异常子宫出血(AUB)。其病因分为子宫本身的结构性改变以及无明显子宫结构性改变的相关疾病,具体可分为9个类型:子宫内膜息肉(AUB-P)、子宫腺肌病(AUB-A)、子宫平滑肌瘤(AUB-L)、子宫内膜恶变和不典型增生(AUB-M)、全身凝血相关疾病(AUB-C)、排卵障碍(AUB-O)、子宫内膜局部异常(AUB-E)、医源性(AUB-I)、未分类异常出血(AUB-N)。导致月经紊乱的因素可以是单一因素,也可多因素并存,有时还存在原发疾病导致的其他临床表现。

　　更年期异常子宫出血的原因很多,其中以排卵障碍最为多见。

　　(1)排卵障碍:更年期女性卵巢功能逐渐衰退,卵泡逐渐耗竭,剩余卵泡对垂体促性腺激素反应性降低,可出现卵泡发育异常、雌激素水平波动。无排卵可导致子宫内膜受单一雌激素作用而无孕激素对抗，从而引起雌激素突破性出血或撤退性出血。

（2）子宫内膜息肉是月经异常结构性病因中最常见的类型，息肉可单发或多发，大小不等。围绝经期、肥胖、高血压、应用他莫昔芬的女性更容易出现。其可表现为经期延长、经间期出血、月经过多、不规则出血、不孕，息肉还存在恶变的风险。

（3）子宫腺肌病也是更年期女性常见的异常子宫出血的原因，可分为弥漫性与局限性两种，后者为子宫腺肌瘤。主要表现为月经过多、经期延长和痛经，部分患者可有经间期出血、慢性盆腔痛、不孕。

（4）子宫平滑肌瘤是女性最常见的妇科良性肿瘤，更年期女性也不例外。子宫平滑肌瘤常导致月经过多、经期延长、经间期出血等。

（5）子宫内膜恶变和不典型增生是更年期女性异常子宫出血的重要病因，可表现为不规则阴道流血，可与月经稀发交替发生，少数为经间期出血。

（6）全身凝血相关疾病：再生障碍性贫血、各类型白血病、各种凝血因子异常、血小板减少以及各种疾病原因造成的全身性凝血机制异常。患者除表现为月经过多,也可有经间期出血和经期延长等表现及全身症状。

(7)子宫内膜局部异常,如子宫内膜息肉、子宫内膜炎症、感染、炎性反应和子宫内膜血管生成异常等,可导致月经过多,也可表现为经间期出血或经期延长等。

(8)放置宫内节育器或使用激素类药物等,可导致异常子宫出血。

(9)甲状腺功能减退或亢进:甲状腺激素不仅参与机体组织的新陈代谢,还对性腺的发育成熟、维持正常月经有重要作用。甲状腺素分泌、释放及代谢异常可导致月经过多、月经过少、月经稀发甚至闭经等。

(10)肾上腺疾病:肾上腺可合成和分泌少量雄激素和极微量雌激素、孕激素。若雄激素分泌过多,可抑制下丘脑分泌 GnRH,并对抗雌激素,使卵巢功能受到抑制而出现月经稀发、闭经等。

(陈慧　付天明)

84 更年期月经紊乱是常见现象，不需要就诊正确吗？

答案是：不正确！

女性更年期卵巢功能会逐渐衰退，出现排卵障碍，这个时候的女性朋友很容易出现月经紊乱。月经紊乱虽然是更年期女性的常见现象，但是必须引起重视，它除了可能引起贫血、感染和子宫内膜过度增生等，还常常是妇科肿瘤等疾病引起的症状。表现为更年期月经紊乱的常见疾病主要包括：

（1）子宫内膜息肉或子宫内膜增生。

（2）子宫腺肌病或腺肌症。

（3）生殖器感染，如急／慢性子宫内膜炎、子宫肌炎等。

（4）妊娠相关疾病，如流产、异位妊娠等。

（5）生殖器肿瘤，如子宫内膜癌、宫颈癌、卵巢肿瘤、子宫肌瘤等。

（6）全身性疾病，如血液病、甲状腺功能亢进或减退等。

（7）其他，如性激素类药物使用不当、宫内节育器等引起的子宫出血。

（杨敬红）

85 更年期不规则阴道流血是由子宫内膜癌导致的吗?

答案是:不一定!

子宫内膜癌是发生于子宫内膜的上皮性恶性肿瘤,又称子宫体癌,是女性生殖道三大常见恶性肿瘤之一,多发生于围绝经期及绝经后妇女。随着人口平均寿命的增加以及生活习惯的改变,子宫内膜癌的发病率近20年呈持续上升和年轻化趋势。在我国,子宫内膜癌作为继宫颈癌之后第二常见的妇科恶性肿瘤,占妇科恶性肿瘤的20%~30%。部分发达城市的子宫内膜癌发病率已位居妇科恶性肿瘤第一位。

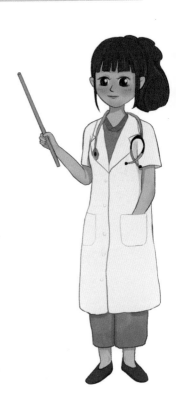

子宫内膜癌存在如下特点。

(1)发病年龄:70%~75%的患者为绝经后妇女,平均年龄约55岁。

（2）临床症状：90% 子宫内膜癌的主要症状为各种阴道流血，但也有疼痛等其他表现。

1）绝经后阴道流血。

2）月经紊乱，可表现为月经淋漓不尽甚至阴道大量出血。

3）阴道异常排液：早期可为少量浆液性或血性分泌物。晚期因肿瘤体积增大发生局部感染、坏死，排出恶臭的脓血样液体。

4）疼痛：多为下腹隐痛不适，可由宫腔积脓或积液引起，晚期则因病变扩散至子宫旁组织韧带或压迫神经及器官，还可出现下肢或腰骶部疼痛。

5）其他：晚期患者可触及下腹部增大的子宫，可出现贫血、消瘦、发热、恶病质等全身衰竭表现。

因为子宫内膜癌常见于绝经过渡期和绝经后女性，异常阴道出血是其主要临床表现，所以许多女性在更年期出现不规则阴道出血时，首先想到是不是得了子宫内膜癌，其实更年期异常子宫出血的原因有很多，更多的原因是更年期激素水平紊乱而出现的排卵障碍性异常子宫出血，而非器质性病变。

所以不能认为更年期异常子宫出血就是得了癌症，更不能直接和子宫内膜癌画等号。广大百姓对子宫内膜癌和阴道异常流血的原因不理解，谈癌色变。实际上异常子宫出血只要找到了原因，许多问题都可以迎刃而解，即便是子宫内膜癌也并不可怕，由于症状明显，容易被早期发现并进行及时有效的治疗，因而预后大多良好。但子宫内膜癌与其他恶性肿瘤一样，可有浸润性生长，易发生远处转移，甚至导致严重的多器官功能损害而危及患者的生命健康。因此，对于子宫内膜癌，我们既不能过度恐惧，也不能掉以轻心。

（付天明）

86 哪些人是子宫内膜癌高危人群？

子宫内膜癌是常见的妇科恶性肿瘤，多见于绝经后妇女，但也有 25% 发生在绝经前，其中发生在 40 岁以下生育年龄妇女的占 5%~14%。

流行病学调查显示，子宫内膜癌的发病与以下几个因素相关。

（1）未孕、未产、不孕症：未孕者因持续雌激素作用，易引起子宫内膜增生和癌变。没有生育过的女性患子宫内膜癌的风险是已经生育女性的 2~3 倍，而患有不孕症的女性患子宫内膜癌的风险更高，是正常人群的 3~8 倍。

（2）肥胖、高血压、糖尿病：女性绝经后，虽然卵巢功能衰退，但是人体的肾上腺会分泌一种叫作"雄烯二酮"的激素，这种激素会在脂肪内转化成雌酮，故脂肪越多，转化能力越强，产生的雌酮越多，子宫内膜长期在雌酮的作用下发生子宫内膜增生及癌变的风险变高。糖尿病患者患子宫内膜癌的概率是正常人的 2.8 倍。肥胖、高血压、糖尿病被称作子宫内膜癌发病相关的"三联征"。围绝经期女性要适当锻炼，同时做好饮食管理，保持良好的心态及使自己保持身体健康的状态非常重要。

（3）绝经晚：初潮早、绝经晚与子宫内膜癌的发生有关，绝经晚（大于 52 岁）的女性患子宫内膜癌的概率为 49 岁以前绝经者的 2~4 倍。

（4）绝经后单一的雌激素治疗：单一的雌激素治疗增加了子宫内膜癌的发生率，其危险性与雌激素用量多少、持续时间、是否合用孕激素、是否中间停药及患者体质有关。口服雌激素超过 3 年者，患子宫内膜癌的风险明显增加，超过 10 年者患子宫内膜癌的风险增加 20 倍以上。

（5）内源性雌激素：一些疾病可引起内源性雌激素增加，如多囊卵巢综合征、可产生雌激素的卵巢肿瘤（如卵巢颗粒细胞瘤、卵泡膜细胞瘤等），上述卵巢肿瘤可产生高水平的雌激素，使子宫内膜癌变的概率增加。

（6）他莫昔芬：他莫昔芬被广泛应用于乳腺癌的预防和辅助治疗，这种药物具有较弱的雌激素样作用，与子宫内膜癌的发生相关。应用他莫昔芬2年以上的患者，患子宫内膜癌的风险较不使用者增加2倍以上，应用5年以上者危险性增加5倍。

（7）遗传因素：有卵巢癌、乳腺癌或肠癌家族史者，患子宫内膜癌的危险性增加。子宫内膜癌是遗传性非息肉病性结直肠癌常见的肠外表现。约42%的遗传性非息肉病性结直肠癌女性发生子宫内膜癌。对于这类患者，若基因检测系Lynch综合征，完成生育后可行子宫切除术。

（8）子宫内膜息肉恶变：子宫内膜息肉（简称内膜息肉）是子宫内膜腺体异常增生伴随间质改变的良性疾病。由于其内膜起源，有0.5%~3.0%的内膜息肉发展为子宫内膜癌。年龄大于60岁、有代谢综合征、息肉大于1.3厘米及有异常子宫出血症状是发生恶变的危险因素。目前宫腔镜下内膜息肉摘除行病理检查是诊断内膜息肉恶变的"金标准"。对于有高危因素的子宫内膜息肉患者，及时行宫腔镜下内膜息肉摘除，据现在的研究，术后放置左炔诺孕酮宫内节育系统、口服小剂量的避孕药起到保护子宫内膜的作用。

（9）林奇综合征患者是子宫内膜癌的高危人群，发病率高达 60%。建议林奇综合征患者密切监测子宫内膜，医生可与患者沟通，必要时可在完成生育后行全子宫及双附件切除手术。

（王艳君　杨盛玲）

87 更年期月经紊乱的常用检查方法有哪些？

根据病史及临床表现不难诊断更年期月经紊乱，但需注意除了相关症状的器质性病变及全身器质性病变检查，卵巢功能评价等实验室检查有助于诊断及鉴别诊断。

（1）病史询问：对于更年期女性依然需注意患者的年龄、月经史、婚育史及避孕措施，月经紊乱需排除妊娠，需排除是否存在引起异常子宫出血的器质性疾病，包括生殖器肿瘤、感染以及血液系统、肝、肾、甲状腺疾病等，从而确认月经紊乱的出血模式和类型。

（2）体格检查：进行详细的妇科检查和全身检查，以便能及时发现相关体征。妇科检查应排除阴道、宫颈、子宫及附件区结构异常和器质性病变，确定出血来源。

（3）实验室检查：

1）全血细胞计数、凝血功能检查，用于评价贫血严重程度，也对血液系统疾病有诊断价值。

2）hCG：尿妊娠试验或血 hCG 检测，排除妊娠相关疾病。

3）明确排卵情况：可通过基础体温、性激素、B 超检查、宫颈黏液结晶检查等了解排卵情况。

（4）评估盆腔器官及子宫内膜。

1）经阴道超声检查：了解子宫内膜厚度及回声，以明确有无宫腔占位性病变及其他生殖道器质性病变等。

2）必要时行子宫内膜活检：可明确子宫内膜病理诊断，而刮宫兼有诊断和止血双重作用。

对年龄大于或等于 45 岁、长期不规律子宫出血、有子宫内膜癌高危因素（如高血压、肥胖、糖尿病等）、B 超检查提示子宫内膜过度增厚并且回声不均匀、药物治疗效果不满意者，应行诊刮并行病理检查，有条件者推荐宫腔镜直视下活检。

（陈慧）

88 更年期异常子宫出血诊刮术后需要定期复查吗?

答案是:需要!

长期无孕激素保护可能引起子宫内膜病变,更年期异常子宫出血药物控制不佳,疑有子宫内膜病变时可行诊刮。诊断性刮宫是刮取子宫内膜或子宫内容物进行病理检查的手术,是目前诊断子宫内膜病变最常用的方法。其阳性结果是可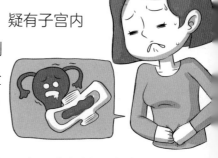靠的,但由于受多种主、客观因素的影响,诊断性刮宫存在漏诊的风险,对其阴性结果,应结合患者的病史特点、症状和体征、影像学检查结果等综合分析。因此,对可疑子宫内膜病变者,宫腔镜检查取子宫内膜进行病理检查已被全球广泛接受,尤其是目前新型的微型宫腔镜门诊检查。

更年期异常子宫出血诊刮术后需要较长期随访。一般情况下,各医院的病理检查结果的报告时间通常为收到标本后 5~7 天,因此诊刮术后一周应该去医院复诊,了解诊刮病理结果。医生会根据病理结果制订后续治疗方案、复查频率和方式。

诊刮术后长期管理非常重要!

（杨敬红　杨丽）

89 更年期女性外阴瘙痒一定是阴道炎吗?

答案是:不一定!

更年期女性外阴瘙痒需要到医院检查,明确引起瘙痒的原因,做相应治疗。主要考虑以下几种情况。

(1)绝经生殖泌尿综合征:更年期卵巢功能下降,导致雌激素水平降低,阴道黏膜的鳞状上皮细胞萎缩,糖原含量减少而致阴道黏膜皱襞逐渐消失,pH值逐渐升高,使阴道微环境遭到破坏,菌群失调,引起生殖道、泌尿道萎缩以及性功能障碍等症状和体征集合形成绝经生殖泌尿综合征,表现为阴道干涩,外阴阴道疼痛、瘙痒,性交痛,反复发作的萎缩性阴道炎,反复下尿路感染,夜尿、尿频、尿急等。细菌性阴道病、外阴阴道假丝酵母菌病、滴虫性阴道炎也是更年期常见的阴道炎。可通过临床表现及白带检查,明确阴道炎类型,选择合适的治疗方案。

(2)外阴色素减退性疾病:外阴色素减退性疾病是以瘙痒为主要症状、皮肤色素减退为主要体征的外阴皮肤疾病,包括外阴慢性单纯性苔藓、外阴硬化性苔藓。外阴慢性单纯性苔藓患者瘙痒多难耐受而搔抓，搔抓进一步加重皮肤破损，形成"痒－抓"恶性循环，一般不伴有阴道分泌物异常。外阴硬化性苔藓以外阴及肛周的皮肤和黏膜萎缩变薄为主要特征，呈慢性进展伴反复发作。不及时规范治疗可导致外阴萎缩、粘连、瘢痕形成，甚至外阴丧失正常解剖结构及功能，局部发生癌变的风险亦有所升高，最多见于绝经后妇女。应进行规范的活检排除癌前病变、恶性肿瘤及其他常见的外阴皮肤疾病。明确诊断后选择相应的药物、物理、手术治疗。

（3）外阴鳞状上皮内病变：与 HPV 感染相关的临床和病理改变有关，有进展为浸润癌的潜在风险，多见于 45 岁左右妇女，约 50% 伴有其他部位的上皮内病变，约 38% 的患者病变可自行消退，仅 2%~4% 进展为浸润癌。外阴鳞状上皮内病变包括低级别和高级别鳞状上皮内病变、分化型外阴上皮内瘤变。临床表现多为外阴瘙痒、皮肤破损、溃疡、乳头状疣等。建议到妇科就诊，阴道镜下定点活检，明确诊断后进行个性化治疗，消除病灶，缓解症状，阻断浸润癌发生。重视治疗后的定期随访，尤其是高危型 HPV 持续感染者。

（4）外阴恶性肿瘤：以外阴鳞状细胞癌最为常见，主要发生于绝经后妇女。40%~60% 与高危型 HPV 感染有关。

主要症状为外阴瘙痒、局部肿块、溃疡，晚期可合并感染。尽早到医院就诊，病理检查明确诊断，早期以手术治疗为主，晚期评估后结合放、化疗或姑息支持治疗，治疗后必须定期随访。

（5）糖尿病引起的外阴瘙痒：更年期女性如果合并糖尿病，血糖未得到很好的控制，尿液中糖量高，解小便时长时间的尿糖刺激，导致外阴特异性皮炎，造成外阴皮肤增厚、瘙痒，充血性炎症改变。此外，糖尿病导致阴道内的菌群失衡，使更年期女性容易罹患外阴阴道假丝酵母菌病，出现外阴瘙痒、红肿、灼痛，伴有大量豆渣状、凝乳状白带。必须控制血糖，同时针对阴道炎进行治疗。

（6）外阴湿疹：更年期女性外阴皮肤屏障功能相对低下，加之盆底支持功能减弱，常伴有尿失禁，尿液反复刺激导致外阴接触性湿疹。急性期皮肤发红、肿胀，出现丘疹、水疱，搔抓后出现糜烂、渗液。严重时可形成溃疡或皮损成片，腹股沟淋巴结肿大。慢性期表现为外阴皮肤增厚、粗糙、呈苔藓样改变，局部可发生色素减退或色素沉着，易被误诊为外阴白斑。应于妇科及皮肤科同时就诊，明确诊断后以外用药物治疗为主，严重者需要口服药物治疗。

（何雯）

90 更年期女性下腹痛的主要原因有哪些？

更年期女性卵巢功能衰退，雌激素水平下降，导致月经紊乱甚至绝经，阴道壁松弛、干燥，免疫力明显下降，容易诱发各种妇科疾病，会出现下腹隐痛不适。更年期女性出现下腹痛时常自认为是炎症引起，自服消炎药物治疗。其实，更年期女性下腹痛的原因很多，需引起重视，避免发生严重后果。

更年期女性下腹痛的常见原因如下。

（1）妇科炎症：女性盆腔炎、子宫内膜炎、附件炎等。患者会出现下腹痛、发热，有的甚至会形成盆腔脓肿，医生进行妇科检查时发现盆腔内子宫及双附件明显压痛，阴道检查发现宫颈充血、红肿，明显的多处出血点。严重者需要住院治疗。

（2）妇科恶性肿瘤：子宫内膜癌、卵巢癌、宫颈癌等。恶性肿瘤侵犯周围器官组织也会出现下腹痛。很多女性误以为是炎症，自认为吃点消炎药拖一拖就好了，常常就医检查时发现已是肿瘤晚期了。所以更年期女性出现腹痛，千万别忍痛拖延，需要及时去医院就诊，配合医生做相应检查，明确病因，早期对症治疗，防止妇科恶性肿瘤发生，做健康快乐的女人。

（3）急性阑尾炎：若出现转移性右下腹疼痛，要及时到医院就诊，可能是急性阑尾炎，若发生穿孔，可能出现脓毒症甚至感染性休克，危及生命。

（4）异位妊娠：随着年龄的增加，女性的生育力下降，但并不是不能生育。更年期女性偶有稀发排卵，仍有妊娠的可能。特别对于平时月经不规则或多年不孕的女性，有时异位妊娠的临床表现并不典型，没有阴道流血及停经史，仅有腹痛，这种患者最容易被忽视。患者自认为是盆腔炎，自己在家吃药，不知病情危险，不到医院检查。有时到了医院医生也忽略了异位妊娠的排除而导致悲剧发生。所以患者主诉下腹痛时，必要时需查 hCG，以排除妊娠的可能，尤其是异位妊娠的可能。

（5）结肠等部位的肿瘤、炎症或梗阻等，亦会引起下腹痛。对于有林奇综合征家族史的患者，要定期到医院做体格检查，以早期发现疾病。

综上，更年期女性必须重视下腹痛症状，及时到医院完善相关检查，明确腹痛发生的原因，遵医嘱做相应的处理，以免延误病情。

（杨盛玲　王艳君）

91 绝经后阴道流血是又变年轻了吗？

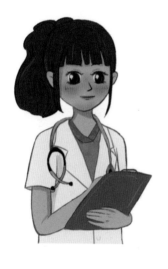

答案是：错！

绝经后出血指绝经 1 年以后自发性的出血或与激素治疗或选择性雌激素受体调节剂应用有关的子宫出血。绝经后出血的最常见原因是生殖道萎缩（44.5%~59.0%）、子宫内膜息肉（9.2%~12.0%）、子宫内膜增生（2.0%~9.9%）和子宫内膜癌（5.0%~10.0%），其他要考虑的原因包括外阴、阴道、子宫颈的损伤，子宫内膜炎和激素。

（1）阴道炎：常见的阴道炎包括外阴阴道假丝酵母菌病、细菌性阴道病、滴虫性阴道炎、萎缩性阴道炎等。各种类型的阴道炎均可引起阴道壁充血，甚至表现为阴道少量流血。萎缩性阴道炎是绝经后女性较常出现的疾病，因绝经后卵巢功能衰退，雌激素水平降低，阴道壁萎缩，黏膜变薄，脆性增加，上皮细胞内糖原减少，阴道内 pH 值升高，患阴道炎症以后出现渗血。一般是血量少，混有阴道分泌物，出现粉色或者褐色分泌物。医生通过妇科检查发现阴道黏膜充血，有散在的小出血点或点状出血斑。

（2）绝经后生理性阴道流血：绝经后的最初几年，偶尔有卵泡发育，可能出现阴道流血。此时的阴道流血量比较少，持续时间也短，没有周期，偶尔来一次。必须到医院检查，必要时做诊断性刮宫，排除子宫内膜病变后可以不用治疗，随着绝经时间延长，卵巢功能衰退，就不会再出血了。

（3）妇科恶性肿瘤：必须排除妇科恶性肿瘤，如宫颈癌、子宫内膜癌等，上述肿瘤可能与感染、肿瘤家族史、肥胖、高血压、糖尿病、生育次数等高风险因素有关，常伴有同房后出血、腹痛、阴道排出恶臭分泌物等。需要及时去医院做妇科检查、B 超检查、宫颈癌筛查、诊断性刮宫、宫腔镜检查等明确诊断，针对病因及时治疗。

（4）子宫内膜息肉：是子宫内膜良性增生性病变，发病年龄跨度较大，临床表现及对患者的影响也不尽相同。超声检查是最常用的检查方法，宫腔镜检查及镜下活检是诊断"金标准"。治疗包括观察、药物治疗和宫腔镜下息肉切除等，若存在息肉恶变高危因素，推荐积极处理。

（5）尿道肉阜：这是一种特殊情况，绝经后雌激素水平下降，在尿道口后方长出红色息肉样组织，组织质脆，接触后容易引起出血，而被误认为阴道流血。建议尿道肉阜在医生的指导下进一步处理，若无症状，则可以观察，若有出血、刺激和排尿困难等症状，则需要及时治疗。治疗可局部应用雌激素软膏涂抹在尿道外口附近，阻止尿道肉阜出血和继续长大，如果尿道肉阜长大影响排尿，必要时于泌尿科进行手术治疗。

所以绝经后阴道流血不能自认为卵巢功能又恢复了、月经又来潮了，必须要重视，到医院完善相关检查，明确阴道流血的原因，遵医嘱做相应的处理，以免延误病情。

（何雯）

92 更年期女性腹围增加一定是长胖了吗?

答案是：不一定!

更年期女性身体机能会发生一些改变，腹型肥胖是常见的改变之一。但是在短期内腹围明显增加，伴腹胀、腹痛，则要警惕是否真的是"发福"。我们需到医院检查排除其他原因导致的腹围增加。具体来说，导致女性腹围增加的可能原因如下。

（1）腹型肥胖：更年期女性内分泌发生变化，雌激素水平降低，摄食中枢系统失调，部分女性食欲及食量增加。同时低雌激素水平会造成脂肪分布不均匀，脂肪堆积到腹部、臀部，形成"水桶腰"。并且随着年龄老化，机体的新陈代谢减慢，容易囤积脂肪。

（2）妇科肿瘤：子宫肌瘤、卵巢良性肿瘤、卵巢癌等妇科肿瘤，可以导致腹围逐渐增大。特别应警惕卵巢癌的发生，因为女性卵巢位于盆腔深部，肿瘤早期较小不易被发现，也不容易摸到，又缺少早期筛查手段。当肿块逐渐增大，患者会感到腹胀不适，或腹部摸到肿块，洗澡时可以看到小腹隆起，自认为"发福"，也不引起警惕。随着卵巢肿瘤逐渐长大，下腹会明显隆起，出现大量腹水时腹围明显增大，常伴腹痛及消化不良等不适症状，到医院就医时常常已经是卵巢癌晚期，给自身、家庭都带来沉重的打击，也增加了社会负担。

（3）腹水：病毒性肝炎、酒精性肝炎、胆汁淤积性肝病、自身免疫性肝炎、药物性肝炎、非酒精性脂肪性肝炎、血吸虫病、胰腺癌、结核性腹膜炎、心力衰竭、肾衰竭以及各种恶性肿瘤晚期引起的低蛋白血症都能导致腹水形成，造成腹围越来越大。

（4）腹部肿瘤：腹部的各种占位性病变，如胃癌、肝癌、肠癌等，随着肿瘤的增长会出现腹围增大的情况，当出现腹水时更加明显。

（5）妊娠：进入围绝期后女性的生育力下降，但仍有受孕的可能，若停经，要及时到医院检查，以确定是月经不规则还是妊娠。

综上，更年期女性应定期对身体做常规检查，早诊早治相关疾病。当出现腹围增加时，要排除肿瘤、腹水和妊娠等原因引起的腹围增加。即使是肥胖也要引起重视，通过运动和饮食等方式减重，因为肥胖会诱发其他多种疾病，如子宫内膜癌、高血脂、糖尿病、冠心病、中风等。

（杨丽　杨盛玲）

93 哪些更年期女性应该用激素治疗？

绝经激素治疗是更年期女性规范健康管理的重要内容。不同年龄启用绝经激素治疗的获益不同，推荐有适应证的更年期女性在专业医生的指导下尽早启用。

哪些女性可以考虑使用绝经激素治疗呢？绝经激素治疗的三大适应证如下。

（1）绝经相关症状：月经紊乱、潮热多汗、睡眠障碍、疲倦、情绪障碍（如易激动、烦躁、焦虑、紧张、低落）等。

（2）生殖泌尿道萎缩相关问题：阴道干涩，外阴阴道疼痛、瘙痒，性交痛，反复发作的萎缩性阴道炎，反复下尿路感染，夜尿、尿频、尿急等。

（3）低骨量及骨质疏松：存在骨质疏松的危险因素及绝经后骨质疏松，绝经激素治疗可作为预防 60 岁以下及绝经 10 年以内女性骨质疏松性骨折的一线选择。

（付天明）

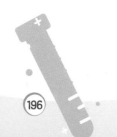

94 哪些更年期女性不能用激素治疗？

是不是满足了绝经激素治疗的三大适应证，就可以使用绝经激素治疗了呢？不是的！

在满足绝经激素治疗适应证的前提下，还需要排除不能使用的情况，并注意权衡利弊，谨慎使用。那么哪些女性不能使用绝经激素治疗呢？依据 2018 年《绝经管理与绝经激素治疗中国指南》，以下情况属于绝经激素治疗禁忌证。

（1）已知或怀疑妊娠。

（2）原因不明的阴道流血。

（3）已知或可疑患乳腺癌。

（4）已知或可疑患性激素依赖性恶性肿瘤。

（5）最近 6 个月内患活动性静脉或动脉血栓栓塞性疾病。

（6）严重肝肾功能不全。

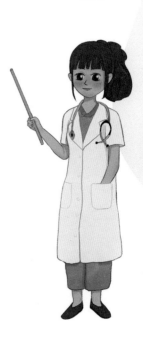

（7）血卟啉症、耳硬化症。

（8）患脑膜瘤（禁用孕激素）。

另外，妇科恶性肿瘤患者术后如果出现更年期相关症状是否可以使用激素治疗，取决于恶性肿瘤的部位、类型和分期。激素治疗是一把"双刃剑"，一方面可以缓解因性腺切除或治疗引起的不适症状，改善生活质量，另一方面亦有可能导致肿瘤复发，使病情进展，所以需要在医生评估是否具有性激素使用适应证、禁忌证后，根据患者个人情况严格进行药物种类、剂量选择，严密监测随访下使用。

（付天明　伍玲）

95 哪些更年期女性需要谨慎使用绝经激素治疗？

绝经激素治疗需要有适应证，排除禁忌证，同时要评估慎用情况。谨慎使用并非禁用，在应用前和应用过程中应咨询相应专业医生，共同确定应用绝经激素治疗的时机和方式，同时采取比常规随诊更为严密的措施，监测病情进展。那么哪些女性需要谨慎使用绝经激素治疗呢？

（1）子宫肌瘤：子宫切除术后或肌瘤剔除术后的女性可行绝经激素治疗。保留子宫行绝经激素治疗者，子宫肌瘤小于3厘米安全性较高，大于5厘米风险可能会增大，子宫肌瘤3~5厘米者应根据患者情况综合判断。对子宫肌瘤患者而言，雌激素口服比经皮更安全，替勃龙比雌孕激素连续联合方案更安全。

（2）子宫内膜异位症：子宫内膜异位症患者自然绝经后需绝经激素治疗者，建议使用雌孕激素连续联合方案或替勃龙治疗，不建议使用序贯疗法，雌激素应使用最低有效剂量。严重子宫内膜异位症行子宫及双侧附件切除的患者，如需绝经激素治疗，建议使用雌孕激素连续联合方案或替勃龙治疗至少2年后再改为单用雌激素。

（3）子宫内膜增生症：子宫内膜不典型增生的治疗原则是子宫切除。无不典型子宫内膜增生症须在治疗完全逆转后，才可考虑绝经激素治疗。雌孕激素连续联合方案对保留子宫的女性具有更高的安全性。全子宫切除术后是否需联合使用孕激素尚无明确证据。所有患者均应密切随访，有子宫者定期行子宫内膜活检。

（4）血栓形成倾向：在所有绝经女性开始绝经激素治

疗前，均需对血栓形成的危险因素、血栓栓塞病史及家族史进行详细了解和评价，具有阳性病史者建议专科就诊咨询，必要时行易栓症的相关筛查。经皮雌激素的血栓风险显著低于口服雌激素。

（5）胆囊疾病：绝经激素治疗可能促进胆囊结石的形成，增加胆囊手术风险。经皮雌激素可能具有较高的安全性。

（6）系统性红斑狼疮（SLE）：雌激素在系统性红斑狼疮的病理过程中可能起重要作用。系统性红斑狼疮患者更容易出现卵巢早衰和骨质疏松。已有证据提示系统性红斑狼疮活动期患者不适合绝经激素治疗，病情稳定或处于静止期者可在严密观察下行绝经激素治疗。此外，系统性红斑狼疮患者有更高的血栓形成风险，应用经皮雌激素可减少血栓形成。

（7）乳腺良性疾病及乳腺癌家族史：影像学检查提示的乳腺增生并非病理性改变，不是绝经激素治疗的禁忌证。组织学诊断的乳腺增生，尤其是不典型增生，需咨询专科医生是否可行绝经激素治疗。乳腺癌的风险尚不确定。大多数乳腺癌是散发的，并无家族聚集性。绝经激素治疗不会进一步增加有乳腺癌家族史女性患乳腺癌的风险，也不会增加卵巢切除术后 *BRCA1* 或 *BRCA2* 基因突变女性患乳腺癌的风险。

（8）癫痫、偏头痛、哮喘：绝经激素治疗中雌激素剂量的增加与癫痫发作频率增加相关。先兆偏头痛是卒中高危因素，雌激素对偏头痛的作用与其血清浓度波动密切相关。血清雌二醇水平波动可能影响女性患者哮喘发作的严重程度，使用经皮雌激素或雌孕激素连续联合方案可能具有更高的安全性。

（付天明　杨丽）

96 绝经激素治疗会致癌或长胖吗？

绝经激素治疗在提高和改善更年期和绝经后女性的生活质量中起到了非常积极和重要的作用。实际上，目前激素治疗仅被怀疑可能与乳腺癌的患病风险增加有关，但并不会诱发其他癌症，甚至还具有一些正向的保护作用。

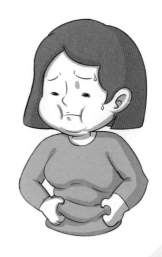

（1）乳腺癌：牛津大学纳菲尔德人口健康学院 2019 年发表在《柳叶刀》杂志的研究显示，除阴道雌激素外，所有类型的激素治疗都与患乳腺癌的风险增加有关，且雌激素 – 孕激素制剂的风险比单纯雌激素制剂的风险更大。乳腺癌风险增加主要与雌激素治疗中添加的合成孕激素有关，并与孕激素应用的持续时间有关。因此，乳腺癌患者目前禁用绝经激素治疗，乳腺癌高风险者，一定要在医生的指导下谨慎使用绝经激素治疗。

（2）子宫内膜癌：有子宫的女性，激素治疗方案中应加用足量及足疗程的孕激素以保护子宫内膜，雌孕激素连续联合方案对防止子宫内膜增生和子宫内膜癌最有效。

（3）宫颈癌：随机对照研究和长期队列研究均显示，使用激素治疗不增加宫颈癌的风险。

（4）卵巢癌：激素治疗与卵巢癌的风险关系仍不明确。

（5）结直肠癌：研究表明，激素治疗可降低结直肠癌发生风险，激素治疗停止 4 年后仍然对结直肠癌风险降低具有有益的作用。

（6）消化系统肿瘤：激素治疗与肝癌之间无明确相关性。激素治疗可能降低胃癌发生的风险。对于激素治疗是否增加胆囊癌、食管癌发生的风险目前仍有争议。

那么，激素治疗会导致发胖吗？实际上，女性到了更年期，雌激素缺乏会导致糖和脂肪代谢紊乱，可能会导致体重增加。此外，年龄的增长和生活方式的改变都可能导致更年期女性发胖。更年期激素治疗所用到的雌孕激素，能够维持女性生理功能，并不会导致发胖。相反，绝经激素治疗会调节脂代谢，辅助调节体内脂肪的分布，可以减少绝经后腹部脂肪的堆积。不同的激素补充对身体的总体脂肪和脂肪的分布也存在不同的影响，选择合适的雌孕激素组合，不仅可以避免体重增加，而且对保持良好体型有促进作用。

（王晓丽　李艾妍）

97 绝经激素治疗应该如何长期管理？

绝经激素治疗规范的长期管理需要坚持有效、连续的复诊和随访。这里面就包含更年期本身需要的健康管理策略。

（1）鼓励患者坚持良好的生活方式。

1）健康饮食、合理营养和平衡膳食是绝经激素治疗延缓衰老、预防慢性病以及减少并发症的基础和前提条件。

2）规律运动。

3）戒烟限酒。

4）协助患者做好身心调适，保持乐观的心态和健康的情绪。

5）鼓励患者保持适度和谐的性生活。

（2）坚持规律的复诊。

复诊的主要目的在于评估治疗效果，如症状是否缓解，解释可能发生的乳房胀痛和非预期出血等不良反应，并给予科学的处理。关注绝经激素治疗的获益和风险，个体化调整方案，鼓励适宜对象坚持治疗。绝经激素治疗的使用期无特殊限定，可按个体情况和本人意愿调整绝经激素治疗方案或改变治疗策略，年长女性应更谨慎评估绝经激素治疗风险和关注不良事件。只要获益大于风险，鼓励坚持规范用药，定期随访。应做到用药 1 个月、用药 3 个月、用药 6 个月、用药 12 个月的定期复诊随访，然后坚持每 12 个月至少 1 次的规范复诊及高质量的随访。

那么规范长期管理复诊需要关注哪些项目呢？

（1）病史的再次采集。

（2）治疗前后评估更年期症状，如采用 Kupperman 评分动态评估更年期症状缓解情况。

（3）全身体格检查及规范的妇科检查。

（4）必要的辅助检查评估获益及风险，如血常规、肝肾功能、血脂、空腹血糖、凝血功能、甲状腺功能、肿瘤标志物、盆腔彩超、乳腺彩超或钼靶、宫颈细胞学检查及 HPV 检查、盆底功能、骨密度等。

（付天明）

98 更年期女性常用药物有哪些注意事项？

为了缓解更年期女性相关症状，除了合理膳食、科学运动、保持良好心境，临床上还常常采用激素和中药、中成药、植物药等进行干预。

激素治疗药物：①单纯雌激素，代表药物为 17β－雌二醇、戊酸雌二醇、结合雌激素等，适用于子宫已切除的妇女，以口服制剂、经皮制剂的形式给药，若以绝经生殖泌尿综合征为主也可通过阴道局部给药。②单纯孕激素，代表药物为微粒化黄体酮、地屈孕酮、左炔诺孕酮等，适用于绝经过渡期早期月经紊乱的妇女，一般采用口服制剂或宫内环剂给药。③雌孕激素复方制剂，代表药物为雌二醇片/雌二醇地屈孕酮片、戊酸雌二醇片/雌二醇环丙孕酮片、雌二醇屈螺酮片等，一般采用口服制剂给药。④替勃龙：属于组织选择性雌激素活性调节剂。激素治疗药物可能会导致乳房胀痛、阴道流血等症状，前者可以通过降低剂量来减轻，如果阴道流血也不必惊慌，找医生复诊查明原因即可。

中药、中成药及植物药：不愿意用激素治疗及存在激素治疗禁忌证、慎用情况的患者可选择使用中药、中成药及植物药。常见的中成药包括坤泰胶囊等，某些植物药如黑升麻（提取物）也可缓解更年期症状。

此外，更年期女性可能合并其他内外科疾病，在使用药物时需综合考虑。

更年期高血压的药物治疗：合并高血压的更年期女性应服用降压药控制血压，常见的降压药包括硝苯地平、卡托普利、普萘洛尔等。建议分时间段做好血压、心率记录，或用药后动态血压监测，以及用药后不良反应的记录，在复诊时告知专科医生。降压药一般从小剂量开始，根据需要逐步增加剂量。优先选择每天给药1次的长效制剂，更利于有效控制夜间血压与晨峰血压，更有效地预防心脑血管并发症。

更年期糖尿病的药物治疗：合并糖尿病的更年期女性需要使用胰岛素或口服降糖药控制血糖，如二甲双胍、阿卡波糖等。二甲双胍片容易造成胃肠不良反应，建议进餐时或者餐后服用以减少不良反应。二甲双胍肠溶片有肠溶衣的包裹，药物不会在胃内释放，胃肠不良反应发生率较低，因此可以在餐前服用，但不能掰开、碾碎或者咀嚼，否则会破坏肠溶包衣失去肠溶效果。阿卡波糖片每日用餐前即可整片吞服或与前几口食物一起咀嚼服用，剂量因人而异。绝经激素治疗时使用的雌激素，可增加胰岛素敏感度，提高碳水化合物的代谢，有助于血糖控制，可减少或延缓发展为2型糖尿病，但不推荐将激素治疗用于预防2型糖尿病。

更年期高血脂的药物治疗：血脂异常可通过饮食改变和药物治疗来调整，其中最常用的就是他汀类药物，其他调脂药物包括贝特类、烟酸类、胆固醇吸收抑制剂等。不过，建议高龄、低体质量（小于60千克）、合并多系统疾病或合用多种药物、甲状腺功能低下的患者，首先应进行生活方式干预，避免使用大剂量他汀类药物，并在使用过程中加强监测，以预防他汀类药物相关的肌病及其他不良反应。应用他汀类药物使血脂达标后，应坚持长期用药，可根据血脂水平调整剂量，如无特殊原因不应停药，否则可能导致心血管疾病的发生。激素治疗中若使用口服雌激素，对胆固醇调节也具有一定益处。

更年期甲状腺功能减退（甲减）的药物治疗：左甲状腺素钠片可改善甲减症状，左甲状腺素片应每日晨起空腹服药1次，如果剂量大，有不良反应，可以分多次服用。饮料、茶水送服会影响左甲状腺素钠的吸收，建议患者用白水送服。此外，有些药物会影响左甲状腺素钠的吸收和代谢，例如绝经激素治疗中使用口服雌激素，会使甲状腺素（T_4）的生物利用度降低，从而增加对甲状腺激素的需求。因此，处在更年期的甲减患者，在合并用药时需保证左甲状腺素钠和其他药物的服药间隔应当在4小时以上，或询问医生是否需要调整用药剂量。

（王晓丽　李艾妍）

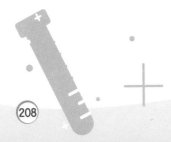

99 针对更年期症状的相关检查和评估有哪些?

更年期女性应该定期进行全面健康体检,做到早预防、早诊断、早治疗。通过健康体检可以早期识别更年期症状,筛查重点疾病。一方面辅助判断引起疾病的危险因素,通过有效的咨询等健康促进手段去干预和纠正不良习惯;另一方面,作为诊断疾病及治疗的依据。

(1)识别更年期症状:根据更年期女性临床症状和表现,利用更年期相关症状量表,如改良 Kupperman 评分表、睡眠自评量表、抑郁自评量表、焦虑自评量表、骨质疏松评估量表(见17问更年期女性通过哪些方式可检测骨量?)、更年期生活质量量表(MRS)、泌尿功能自评量表、性生活自评量表,评估更年期症状程度等。

(2)通过全面体检筛查重点疾病。

1)一般情况:身高、体重、腰围、BMI、血压。

2)基本检查:血常规、凝血功能、肝肾功能、血糖、血脂、甲功、肿瘤标记物。必要时进行性激素检查、尿常规、白带常规，以及肝胆胰脾及肾脏超声、甲状腺超声、子宫附件超声、心电图、心脏超声。

3）重点疾病筛查：宫颈 TCT/HPV 检查、乳腺 B 超 / 钼靶、骨密度检查、盆底功能检查。

4）其他疾病筛查：胃肠镜、胸部 CT、基因检查（必要时）等。

（3）健康状况评估：通过全面病史询问、体格检查、实验室及影像学检查结果综合评估。

（廖建容　白小莉）

100 如何理解更年期综合管理？

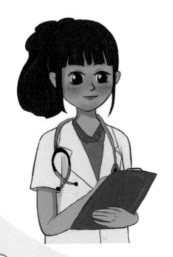

随着社会经济的快速发展，人口老龄化已成为全球面临的重大公共卫生问题。我国所面临的老龄化问题更为严峻，未来我国将长期面临人口老龄化所带来的持续性压力。因此积极推行老龄化健康战略，是国家乃至全社会的一项长期重要任务。

　　绝经是女性的一种生理现象，但绝经后雌激素减少引发的健康问题几乎涉及女性全身各个系统。女性绝经以后，常常出现月经紊乱、潮热出汗、情绪波动、失眠、骨关节疼痛等症状。随着雌激素水平的下降，心血管疾病、代谢综合征、泌尿生殖道萎缩、骨质疏松、肌力减弱、认知功能下降等的发生率均较绝经前上升。同时更年期是高血压、糖尿病、高脂血症等慢性病、老年退化性疾病的"萌芽"阶段，也是宫颈癌、乳腺癌等恶性肿瘤高发的时期，这些疾病严重降低女性生活质量。因此，妇女保健科、妇科、内科、骨科、心理科、神经科、营养科、泌尿科、老年科、临床药剂科等多个学科联合为更年期女性提供综合保健服务非常重要，通过健康宣教、完善系统性检查、健康状况评估，提供个体化诊疗方案或转诊。更年期女性应用综合管理保健模式能有效改善生活质量，提升临床症状相关知识知晓率，降低临床症状发生风险。

　　更年期保健综合管理示意图见图100-1。

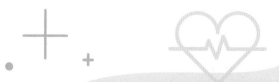

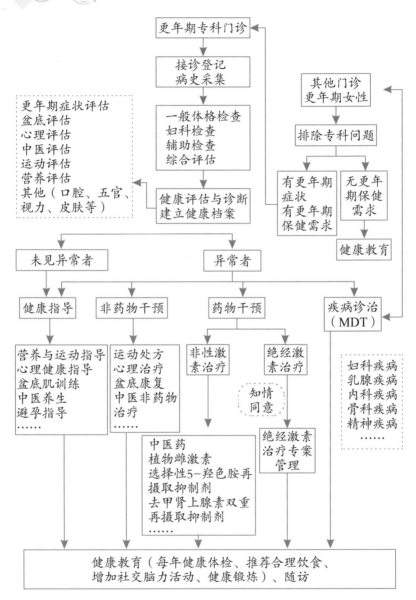

图100-1 更年期保健综合管理示意图

（杨丽）

主要参考文献

[1] 中华医学会妇产科学分会绝经学组. 早发性卵巢功能不全的激素补充治疗专家共识[J]. 中华妇产科杂志, 2016, 51(12):881-886.

[2] 中国医疗保健国际交流促进会营养与代谢管理分会, 中国营养学会临床营养分会, 中华医学会糖尿病学分会, 等. 中国超重/肥胖医学营养治疗指南(2021)[J]. 中国医学前沿杂志(电子版), 2021, 13(11):1-55.

[3] Al-Gindan Y Y, Hankey C R, Leslie W, et al. Predicting muscle mass from anthropometry using magnetic resonance imaging as reference: a systematic review[J]. Nutrition Reviews, 2014, 72(2):113-126.

[4] 魏丽慧, 赵昀, 沈丹华, 等. 中国宫颈癌筛查及异常管理相关问题专家共识(一)[J]. 中国妇产科临床杂志, 2017(2):190-192.

[5] 国家卫健委妇幼健康司.《宫颈癌筛查工作方案》和《乳腺癌筛查工作方案》文件解读 [EB/OL].[2022-09-30].http://www.nhc.gov.cn/fys/s3582/202201/554be3d2910842e7b7f08e6d1db75369.shtml.

[6] 罗静. 乳腺癌筛查 [M]. 成都: 四川科学技术出版社, 2021.

[7] Gradishar W J, Moran M S, Abraham J, et al. Breast cancer, version 3.2022, NCCN clinical practice guidelines in oncology[J]. J Natl Compr Canc Netw, 2022, 20(6):691-722.

[8] 中国老年学和老年医学学会骨质疏松分会妇产科专家委员会与围绝经期骨质疏松防控培训部. 围绝经期和绝经后妇女骨质疏松防治专家共识 [J]. 中国临床医生杂志, 2020, 48(8):903-908.

[9]国家心血管病中心.国家基层高血压防治管理指南(2020版)[J].中国循环杂志,2021,36(3):209-220.

[10]中国妇幼保健协会妇女保健专科能力建设专业委员会.更年期女性心理健康管理专家共识[J].中国妇幼健康研究,2021,32(8):1083-1089.

[11]周龙峰,荣湘江,郑睿敏.更年期女性运动健康需求与运动处方研究进展[J].中国康复医学杂志,2021,36(9):1184-1189.

[12]陈瑛,郁琦.年龄与卵巢功能——对卵巢衰老的认识[J].中国实用妇科与产科杂志,2017,33(1):68-70.

[13]中华预防医学会妇女保健分会更年期保健学组.更年期妇女保健指南(2015年)[J].实用妇科内分泌电子杂志,2016,3(2):21-32.

[14]中华医学会计划生育学分会.40岁及以上女性避孕指导专家共识[J].中华妇产科杂志,2020,55(4):239-245.

[15]谢幸,孔北华,段涛.妇产科学[M].9版.北京:人民卫生出版社,2018.

[16]杨培增,范先群.眼科学[M].9版.北京:人民卫生出版社,2018.

[17]中华医学会妇产科学分会妇科内分泌学组.异常子宫出血诊断与治疗指南(2022更新版)[J].中华妇产科杂志,2022,57(7):481-490.

[18]《中成药治疗优势病种临床应用指南》标准化项目组.中

成药治疗更年期综合征临床应用指南（2020年）[J]. 中国中西医结合杂志，2021，41（4）:9.

[19] 中华医学会妇产科学分会绝经学组. 绝经管理与绝经激素治疗中国指南（2018)[J]. 中华妇产科杂志，2018，53（11）:729-739.

[20] 郁琦. 绝经学 [M]. 北京：人民卫生出版社，2013.

[21] 谈勇. 中医妇科学 [M]. 北京：中国中医药出版社，2016.

[22] 马烈光，蒋力生. 中医养生学 [M]. 北京：中国中医药出版社，2016.

[23] 中华预防医学会更年期保健分会. 更年期健康管理核心信息专家共识 [J]. 实用妇科内分泌电子杂志，2022，9（1）:1-10.

[24] 吴迪，张钏沨，张庆洋，等. 围绝经期综合征妇女患病情况及影响因素分析 [J]. 中国妇幼保健杂志，2022，37（1）:158-161.

[25] 李宏军. 男性更年期综合征的发病机制 [J]. 中国男科学杂志，2006，20（6）:2-5.

[26] 李娟，徐琳，高洋. 卵巢早衰病因机制与治疗研究进展及现状 [J]. 中国医药科学，2021，11（2）:58-61.

[27] 中国妇幼保健协会生育力保存专业委员会. 女性生育力保存临床实践中国专家共识 [J]. 中华生殖与避孕杂志，2021，41（5）:383-391.

[28] 中华医学会骨质疏松和骨矿盐疾病分会. 肌少症共识 [J]. 中华骨质疏松和骨矿盐疾病杂志，2016，9（3）:215-227.

[29] 中国营养学会. 中国居民膳食指南2022[M]. 北京：人民卫生出版社，2022.

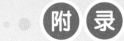

更年期女性心身健康状况记录

检查日期	年龄	绝经 是/否	身高 cm	体重 kg	血压 mmHg	心率 次/分	BMI kg/m²	腰围 cm	臀围 cm	腰臀比 腰围/臀围	性交痛 有/无	尿频 有/无	尿失禁 有/无	规律运动 是/否	月经周期 经期/周期	绝经 是/否	PHQ-9	GAD-7	Kupperman 评分

体检异常记录表

体检日期	血生化检查	性激素测定	甲状腺功能测定	盆腔超声	乳腺超声/钼靶检查	腹部超声（肝、胆、胰、脾、肾）	骨密度检查	心电图检查	宫颈细胞学/人乳头瘤病毒（HPV）检测	其他

改良 Kupperman 评分表

症状	程度评分				基本分	症状评分
	无（0）	轻（1）	中（2）	重（3）		
潮热出汗	无	＜3 次/天	3~9次/每天	≥10 次/天	4	
感觉异常	无	有时	经常有刺痛、麻木、耳鸣等	经常而且严重	2	
失眠	无	有时	经常	经常而且严重，需服安眠药	2	
易激动	无	有时	经常	经常不能自控	2	
抑郁	无	有时	经常，能自控	失去生活信心	1	
眩晕	无	有时	经常，不影响生活	影响生活与工作	1	
疲乏	无	有时	经常	日常生活受限	1	
肌肉、骨关节痛	无	有时	经常，不影响功能	功能障碍	1	
头痛	无	有时	经常，能忍受	需服药	1	
心悸	无	有时	经常，不影响工作	需治疗	1	
皮肤蚁走感	无	有时	经常，能忍受	需治疗	1	
性交痛	无	有时	经常，能忍受	影响生活	2	
泌尿系症状	无	有时	经常，不影响生活	影响生活与工作	2	
总分						

注：①症状评分=基本分×程度评分。各项症状评分相加之和为总分。②总分 6~15 分为轻度，16~30 分为中度，>30 分为重度。

阿森斯失眠量表（AIS）

对于以下问题，请认真回顾自己过去一个月内的睡眠经历，如果每星期在您身上至少发生三次，就圈点相应的自我评估结果。

题目	0 分	1 分	2 分	3 分
1.夜间觉醒	没问题	轻微影响	显著影响	严重影响或没有睡觉
2.比期望的时间早醒	没问题	轻微提早	显著提早	严重提早或没有睡觉
3.总睡眠时间	足够	轻微不足	显著不足	严重不足或没有睡觉
4.总睡眠质量	满意	轻微不满	显著不满	严重不满或没有睡觉
5.白天情绪	正常	轻微低落	显著低落	严重低落
6.白天身体功能	正常	轻微影响	显著影响	严重影响
7.白天思睡	无思睡	轻微思睡	显著思睡	严重思睡

计分方式：
总分为 1～7 题所选答案对应数字的总和。每个条目分 4 级，分别为 3=严重，2=显著，1=轻微，0=没问题/正常。总分为所有条目之和。

总分：＿＿＿＿＿＿＿

失眠程度分析表

总分	分析
小于4分	无睡眠障碍
4~6分	可疑失眠
大于6分	失眠

结果：＿＿＿＿＿＿＿

GAD-7 焦虑症筛查量表

在过去的两周里，你生活中有多少天出现以下的症状？请在答案对应的位置打"√"。

题目	没有	有几天	一半以上时间	几乎天天
1.感到不安、担心及烦躁	0	1	2	3
2.不能停止担心或控制不了担心	0	1	2	3
3.对各种各样的事情过度担心	0	1	2	3
4.很紧张，很难放松下来	0	1	2	3
5.非常焦躁，以至无法静坐	0	1	2	3
6.变得容易烦恼或易被激怒	0	1	2	3
7.感到好像有什么可怕的事会发生	0	1	2	3

计分方式：
总分为 1～7 题所选答案对应数字的总和。
总分：＿＿＿＿＿＿

焦虑程度分析表

总分	判断	建议
0~4	没有焦虑症	注意自我保重
5~9	可能有轻微焦虑症	建议咨询心理医生或心理医学工作者
10~13	可能有中度焦虑症	最好咨询心理医生或心理医学工作者
14~18	可能有中重度焦虑症	建议咨询心理医生或精神科医生
19~21	可能有重度焦虑症	一定要看心理医生或精神科医生

结果：＿＿＿＿＿＿

PHQ-9 抑郁筛查量表

在过去的两周里,你生活中以下症状出现的频率有多少? 把相应的数字加总。

题目	没有	有几天	一半以上时间	几乎每天
1.做事时提不起劲或没有兴趣	0	1	2	3
2.感到心情低落、沮丧或绝望	0	1	2	3
3.入睡困难、睡不安稳或睡眠过多	0	1	2	3
4.感觉疲倦或没有活力	0	1	2	3
5.食欲不振或吃太多	0	1	2	3
6.觉得自己很糟,或觉得自己很失败,或让自己或家人失望	0	1	2	3
7.对事物专注有困难,例如阅读报纸或看电视时不能集中注意力	0	1	2	3
8.动作或说话速度缓慢到别人已经觉察,或正好相反,烦躁或坐立不安、动来动去的情况更胜于平常	0	1	2	3
9.有不如死掉或用某种方式伤害自己的念头	0	1	2	3

计分方式:

总分为 1~9 题所选答案对应数字的总和。

总分: _____

抑郁程度分析表

总分	判断	建议
0~4	没有抑郁症	注意自我保重
5~9	可能有轻微抑郁症	建议咨询心理医生或心理医学工作者
10~14	可能有中度抑郁症	最好咨询心理医生或心理医学工作者
15~19	可能有中重度抑郁症	建议咨询心理医生或精神科医生
20~27	可能有重度抑郁症	一定要看心理医生或精神科医生

结果: _____

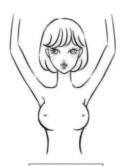

1.面对镜子,仔细观察乳房的形状、表面的肤色、有无凹陷、乳头有无分泌物等。

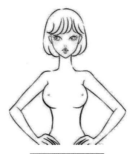

2.双臂叉腰,再抬起,分别再查看一次上面的内容。

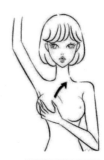

3.张开五指,用指腹掂掂乳房,检查是否有肿块。

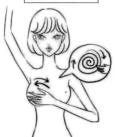

4.并拢除拇指外的其余四指,在乳房上滑动,以画圈的方式先从内侧滑动到外侧,再从外侧滑动到内侧。如果滑动被卡住,则可能有肿块。

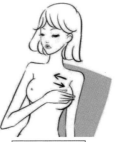

5.仰躺,将一个坐垫垫在一侧胸部的下面,然后移动四指指腹,检查有无肿块。

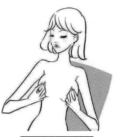

6.把四指放到腋下,检查有无肿块。然后稍稍用力抓乳晕,检查有无溢液。

附图1　乳房自查方法

检查日期	乳房触痛有/无	皮肤橘皮样改变有/无	皮肤溃破有/无	乳房肿块有/无	乳头凹陷有/无	乳头溢液有/无	腋下肿块有/无	双侧对称是/否